北里研究所病院

Dr.
山田流

「糖質制限」料理教室

主婦と生活社

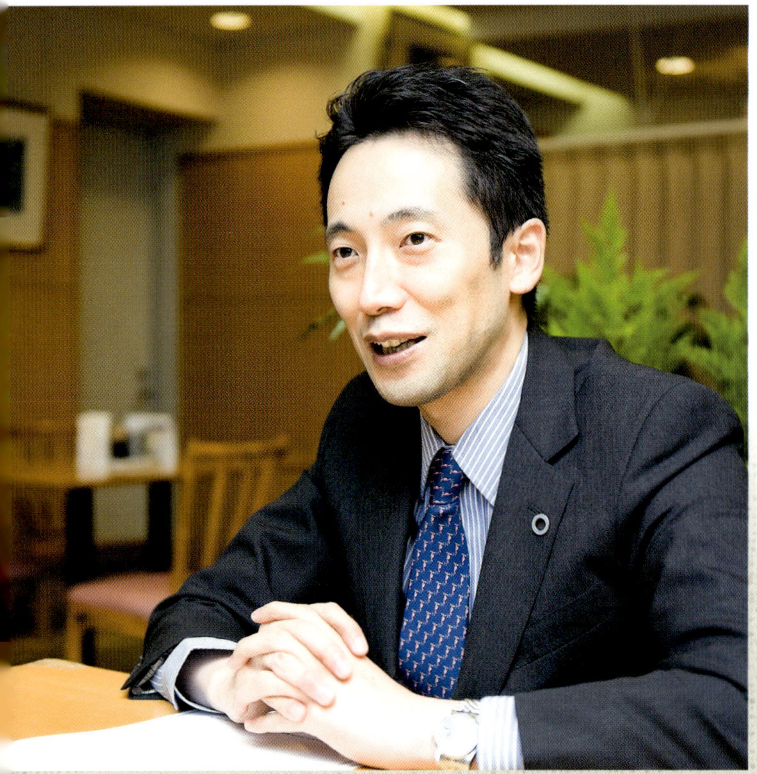

はじめに

糖尿病治療の専門医が考案した〝本当に安心な〟糖質制限の食事法

北里研究所病院の糖尿病センター長 山田医師が、糖尿病患者さんに日々向き合うなかでたどりついた「〝ゆるやかな〟糖質制限食」。その効果や食事のあり方に対する思いをうかがいました。

※本書では山田医師が提唱する糖質制限食を、「Dr.山田流 糖質制限食」と表記し、紹介していきます。

北里研究所病院　糖尿病センター長

山田 悟医師

1994年慶應義塾大学医学部卒業。医学博士。日本糖尿病学会糖尿病専門医、日本糖尿病学会指導医、日本糖尿病学会学術評議員、日本糖尿病療養指導士認定機構編集委員など。「楽しくて続けたくなる」ゆるやかな糖質制限食を提唱。日々1300人の患者さんと向き合いながら、糖尿病患者さんが行う食事療法の選択肢を広げている。著書に『糖質制限食のススメ』（東洋経済新報社）、『外でいただく"糖質制限食"奇跡の美食レストラン』（幻冬舎）がある。

正しい知識を持つことが本当の健康につながる

ここ数年、「糖質制限食」という言葉が急速に広まっていると感じます。「やせる」とか「ダイエット」といったフレーズとセットでメディアに紹介されることも多く、関心を寄せる人が増えているのでしょう。

「糖質制限食」とは、本来は糖尿病治療のための食事法です。ただ、糖尿病の専門医の立場から見ると、巷では医学的根拠のない危うい情報もあふれていると感じています。本書を正しく理解していただき、ご活用いただくために、まずは「糖尿病と食事」についてご説明しましょう。

糖質を減らすことはもちろん大切ですが、糖質を無理にがまんすることはよくありません

糖尿病について簡単にいうと、「血糖値が高くなる」病気です。

食事をすると血糖値が上がりますが、健康な人の場合はすい臓から出される「インスリン」という血糖値を下げる働きをするホルモンが出て、正常な数値まで下げてくれます。

糖尿病になると、このインスリンが十分に出なくなり、血糖値が高い状態が続きます。するとどうなるか。

ここが糖尿病の怖い病気たるところで、血管が傷つき、動脈硬化などにつながるのです。

そしてインスリンには血糖値を下げるという働きのほか、体に脂肪を溜め込ませるという働きがあります。

つまりインスリンが過剰に出ると、体は太りやすくなるのです。そうなると今度はインスリンの〝効き目〟が悪くなります。効き目が悪くなるとすい臓はもっと大量のインスリンを出して〝量でカバー〟しようとします。すると体は太り出し、もっとインスリンの量が増加し…という悪いスパイラルになります。こうなるとすい臓は疲弊してインスリンをわずかしか製造できなくなり、糖尿病になるのです。

太っている人は糖尿病になりやすい。

そこで考えられた治療法が「カロリー制限食」です。

この「カロリー制限食」は、患者さんの身長などを基準にして一日に摂取すべきカロリーを割り出し、一日の食事でとるカロリーをおさえるというもの。加えて食事のバランスとしては「炭水化物50～60％」、「たんぱく質約20％以下」を目安にし、残りを脂質とするように指導されています。

糖尿病の治療の大きな柱として、日本の医療機関では長い間、そして現在も「カロリー制限食」というものが「食事療法」のスタンダードなのです。

食べ過ぎをおさえること、栄養バランスのとれた食事をすることで健康的になることを目的としています。続けることにより多くの方が減量できて、治療効果を得られています。

私どもの病院でも、患者さんに最初に指導するのは「カロリー制限食」。

しかしながら「続かない」と挫折してしまう人がとても多いことを感じているのです。

「糖質制限食」と「カロリー制限食」のメリットとデメリット

糖尿病は一生にわたって血糖値コントロールをしていく病気ですが、そのためになによりも大切である食事療法が「続かない」ということは、まずいのです。

原因として、多くの患者さんが「食事量が少ない、おいしいものが食べられない」ことをあげます。

「カロリー制限食」では標準的な食事の7～8割程度の量におさえられます。家族で食

「Dr.山田流 糖質制限食」と「カロリー制限食」の違い

「Dr.山田流 糖質制限食」とは

基本的にカロリーを制限することなく、糖質のみを注意します。個人差や男女差なく、1食あたりに摂取できる糖質量が決められています。

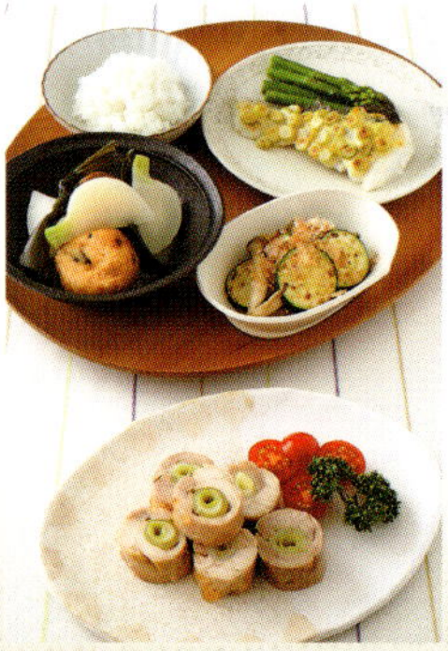

524kcal　（写真例）

糖質…37.3g
たんぱく質…45.5g
脂質…15.9g

おもな特徴

- 食後高血糖を防ぐ効果がある。
- 減量効果がある。
- 肉や魚といったたんぱく質を中心に、ボリュームのある食事をとれる。

「カロリー制限食」とは

個人の身長や1日の活動量から、1日の摂取カロリーの上限や「炭水化物」「たんぱく質」「脂質」の摂取バランスが決められています。

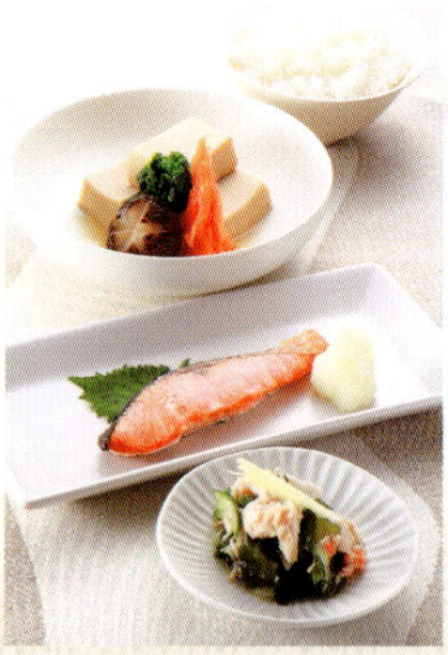

424kcal　（写真例）

糖質…61.5g
たんぱく質…24.1g
脂質…5.8g

おもな特徴

- 減量効果がある。
- サルを対象にした研究では寿命延長効果が認められている。
- 食後高血糖が避けられない場合がある。
- 少食となり満足感を得にくい人もいる。

卓を囲むとき、自分だけの盛りが少なく見た目がさみしいこと。食欲を満たす量がしっかり食べられないことのつらさ。

外食するときにも苦痛がともなうでしょう。それが一生にわたって続くことを考えると、どれほど強い意志とがまんを強いられるか想像にかたくありません。

もうひとつの原因としては、「計算がめんどうなこと」です。

先に述べたように、「炭水化物（糖質）」「たんぱく質」「脂質」の割合が決められています。

現代人は外食や会食も多いでしょう。仕事に追われる方はコンビニで手軽におにぎりとジュースですまさざる得ない日もあるかもしれません。脂っぽい食事になってしまったり、炭水化物に偏る食事になったりなど、バランスよく食べられないこともままあるのが現状なのだと思います。毎日、家庭でしっかり料理できる（もしくはしてもらう）人にとっても、毎食、口にする栄養素を計算するというのは大きな負担となります。

このような理由で「カロリー制限食」が続かない。そして続かないことが心理的にストレスになるのです。

患者さんが続けられて効果も期待できる治療法はないのだろうか？　そこで出会ったのが「糖質制限」という考え方でした。

「糖質制限食」は、「カロリー制限食」のように長い歴史をもった食事療法ではありません。言葉の定義についても「糖質を制限して食べる」ということのみが共通認識であり、糖質制限食の定義そのものが今、議論されている状況です。

このようななかで北里研究所病院の糖尿病治療のひとつの選択肢が、本書でご紹介する〝ゆるやかな糖質量〟を指針とした糖質制限食、なのです。

糖質制限食なのにごはんもデザートもOK

血糖値を上昇させる要因のひとつは「糖質のとり過ぎ」にあります。炭水化物やお菓子に含まれる砂糖が糖質の代表。みなさんも大好きではありませんか。

かくいう私も、ごはんも甘いものも好きです。糖質を減らすことはもちろん大切ですが、糖質を無理にがまんするのではなく、許容範囲内において上手にとる、というのが私が推奨する糖質制限食です。

ごはんの量は減らして、肉や魚、大豆製品などのたんぱく源をメインにすえ、たっぷりの野菜を加える。甘みは低糖質甘味料を使い、一食の糖質量を守れる範囲でデザートもお酒もOK。そんなやり方で、糖質をセーブしながら無理なく治療効果をあげていきます。

一般の方の健康維持にも役立つ「Dr.山田流 糖質制限食」

糖尿病の治療において効果の見られる糖質制限食ですが、健康な方が実践する場合の効果も期待できます。

もし、家族で糖質制限食を実践した場合。お母さんには一定の〝ダイエット効果〟があるでしょう。糖質制限食を私自身も行っていますが、自然と体重が落ちていき、それでいて落ち過ぎずにきちんと体重減少がとまって維持されることを体験しています。私の家族にも同様の結果が出ています。

面白いのは家族の「糖質制限食をはじめてから肌がつるつるになった」という感想。根拠ははっきりしませんが、実感としてそう思うなら、女性にとっては嬉しいことでしょう。

またお父さんは〝メタボリックシンドロームが改善〟します。糖質制限食では、高血圧や脂質異常症、肥満のどれにおいても良好な結果を得られています。

そしてシニアの方。糖尿病の発症予防になるだけではなく、ロコモティブシンドロームの予防にもなるのではないかと考えられます。まだ証明はないですが、私は期待できると思っています。このように糖質制限食には、いろいろな健康増進効果が望めます。

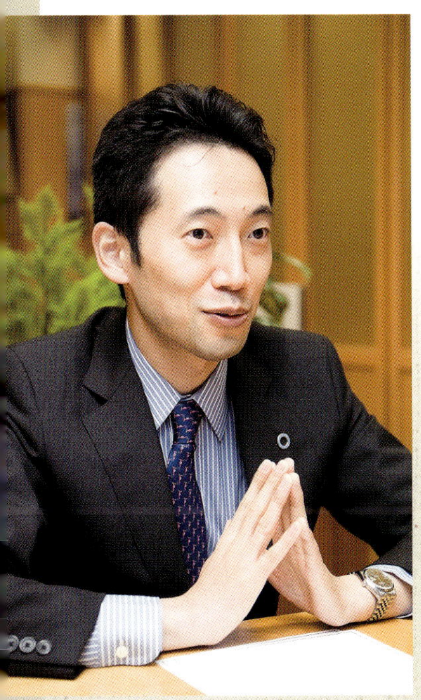

「おいしくて続けやすい食事」が健康と幸せへの近道

2009年より、北里研究所病院では「Dr.山田流 糖質制限食」を治療に取り入れています(※)。血糖コントロールができるようになったり、インスリン注射の量が減らせるなどの結果が表れています。

食事は健康に直結しますし、食事そのものが幸せを達成する手段。そういう治療食を患者さんにおすすめしたいと思っています。

本書は糖尿病患者さんの食事療法としてだけでなく、一般の方にも試しやすい実践レシピとしてまとめたものです。

私を含めた糖尿病治療のスタッフがこれまで蓄積してきたノウハウをぜひご家庭でも参考にしていただき、永く健康の手引きとしていただけたらと思います。

※北里研究所病院では、当時国内学会のガイドラインに未収載だった糖質制限食について、海外における事例等も参考に、第三者を含む同院倫理委員会で承認を受けた上で臨床に導入しました。

CONTENTS

北里研究所病院の「Dr.山田流 糖質制限食」料理教室へようこそ
—日替わり献立1か月分—

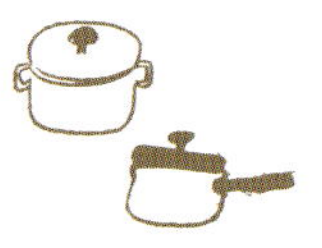

山田先生の糖質制限ライフ

〝一食の糖質量20～40g〞を守るだけの、シンプルな食事法

「Dr.山田流 糖質制限食」は、どうして続けやすいの？

〝主食は少量つけて、おかずをしっかり食べる〞――それが基本イメージ。
食欲をセーブすることなく、好きなものはがまんしなくていいから
ふだんの食事内容をちょっと見直すだけで実行しやすい！

血糖値を上げるのは ほぼ「糖質」だけなのです

「糖質制限食」の「糖質」とはどんなものをさすのでしょう。読んで字のごとく、食べて甘いもの…実はそれだけではないのです。「甘くなくても糖質を多く含むもの」があります。「でんぷん」です。

米とか小麦には多量に、かぼちゃやいもにもたくさん含まれています。

日本人の主食はごはんやパン、そして麺。こうしたほぼ毎食口にする炭水化物にこそ、注意を払う必要があります。炭水化物から食物繊維を除いたものが「糖質」で、糖質をどれくらい制限するのかが大きなポイントです。

では、なぜ糖質を制限することが糖尿病の食事療法になるのでしょうか。

糖尿病は血糖値を上げないようにすることが大切です。糖尿病の人は全般的に血糖値が高いのですが、とくに食事をしたあとに血糖値が上がってしまいます。

この「食後高血糖」が心臓病や脳卒中といった深刻な合併症を引き起こすと考えられています。

ぜひ覚えていただきたいのが「食後の血糖値を上げるのは、ほぼ糖質のみ」ということ。糖質を含んだ食品を食べなければ、血糖値は上がりにくいのです。つまり、「たんぱく質」や「脂質」は食後の血糖値をほとんど上げないのです。ですから、糖質をひかえましょうという食事指導は有効だといえます。

カロリーは同じで糖質量の異なるケーキを食べたときの血糖値とインスリン分泌の上昇比較

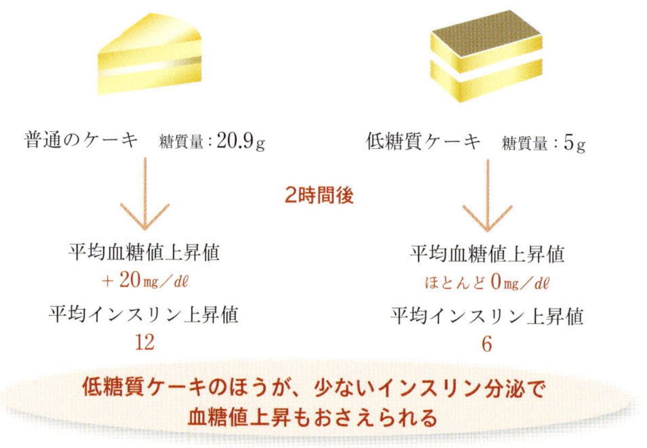

出典：泉妃咲 ほか：糖尿病 2012; 55(6): 380-385

ゆるやかだから続けられる！

多くの方が関心を持つのが、「いったいどのくらい糖質をひかえればいいのか」ということでしょう。

私はそれを「一食の糖質量20gから40gの範囲内」と考えています。

「カロリー制限食」で大きな問題となっているのが〝続けにくさ〟にあります。

「カロリー制限食」で挫折した患者さんに、では「糖質制限食」を試してみてはどうですか、とすすめた場合、またしてもその結果が〝続けにくい〟であったらまったく意味がないことです。

続けるという目標を掲げた場合、ある程度制約をゆるくすることは必要です。

大きな効果を期待してストイックな糖質制限食を試したものの、結局短期でやめざるを得ないということではいけないのです。

かといって、ゆるいだけで効果がなければ、実践する意味がこれまたありません。

兼ね合いを考えると、現時点では一食の糖質量20gから40g以内が適正であると判断しています。

バーンスタイン医師による科学的な指針

糖質制限食が広く認められているアメリカにおいて、大きな信頼を得ているのがチャード・バーンスタイン医師による「糖質制限食」理論。「一日の糖質摂取量は130g以内」と定義されており、一食で割ると、食べていい糖質量は43g以内です。私が設けた「一食あたりの糖質量40g以内」という基準と、ほぼ同程度です。

「Dr.山田流」では〝一食の糖質量40g以内におさえて、それを三食食べる。残りの糖質量10gで好きなおやつなどを食べる〟イメージです。

上限の40gといっても、その量が多いのか少ないのかピンとこないかもしれません。たとえば、ごはんでいうとお茶わんに半分盛ってそれで糖質量はすでに25g、残りの15gがおかずから摂取できる糖質量です。15gの糖質量でどのくらいのおかずが作れるのか。家庭で料理を作る立場の方にとって、気になるところですね。

実は食事のメインとなる肉や魚といった「たんぱく質」や一部の根菜をのぞく「野菜」は糖質量がそれ自体、とても低いのです。たれやドレッシングといった調味料の糖質量を注意すれば、ボリュームあるおかずでも糖質がそれほど高くなかったりするのです。

上限40gという糖質量の食事がどのようなものなのか、のちほど具体的なレシピでご紹介しますが、おなかがしっかりと満たされる食事となっています。

「カロリー制限食」を体験された方なら、「こんなに食べていいの？」と驚かれるかもしれません。食事制限にまつわる悲壮感はほとんど感じられないと思います。

バーンスタイン医師は「一日の糖質摂取量の下限」は設けていません。しかし糖質制限食を安心して続けるには、下限は必要だと考え、私はそれを「一食20g以上」としました。極端な糖質制限を行った場合に、健康リスクがまったくゼロではないこと、その検証が途上であることを考慮しています。

ごはん茶わん半膳で糖質は25gですし多くの食品に糖質が含まれているので、一食の糖質量が20gを切ることはほぼないと考えてよいでしょう。それよりも上限40gをオーバーしないということのほうが、心がけの優先度が高くなってくると思います。

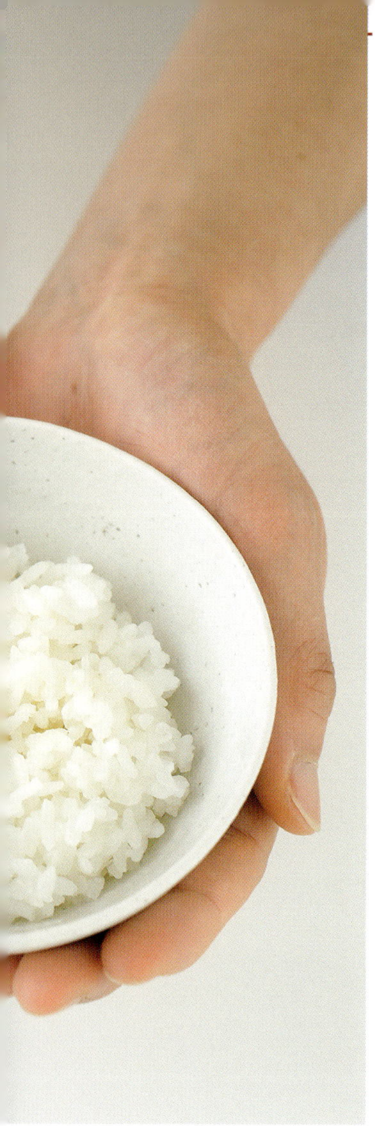

炭水化物も少量ならばOKという指針。それが「Dr.山田流」の大きな特徴

「主食は抜かなくていい」で得られるメリット。

私たちが大好きな〝炭水化物〟を食べていい！
主食がつくことで「おかずだけOK」の糖質制限食よりも、さまざまな面で続けやすいのです。

「ごはん」を中心に食事は成り立っている

「主食は食べられない」というイメージを持たれがちな糖質制限食ですが、実際、おかずだけを食べることって結構むずかしいものだと思います。和食のおかずの味つけはごはんに合うよう考えられたもの。ごはんの甘みとおかずの塩気やうまみが口のなかで一体になることにより、おいしさを感じられるようになっていると思うのです。また満足度ぐあいも、主食がついているだけで全然違うものになるはずです。日本に住んでいておいしいお米やパンがあり、麺類も楽しめる。充実した食生活を送れる環境にありながら、それを奪われるのはきついですよね。

糖質制限食の中には、主食を完全に抜くといったやり方もあり、長期にわたってできないことが多いのも事実。厳しすぎる糖質制限食で挫折したという経験をお持ちの方は、ぜひ「Dr.山田流」で、もう一度トライしてみてください。

「主食OK」は現実的な考え方

主食が食べられないとどうなるでしょう。おかずでおなかをいっぱいにしなくてはなりませんから、おかず作りが大変です。主婦の方にとっては、負担となるでしょう。

主食がまったくないことで、たとえばおかずや汁ものなど5品程度用意しなくては満腹にならないところを、主食を少量でもつけることで、そのぶん減らすことができると考えられます。

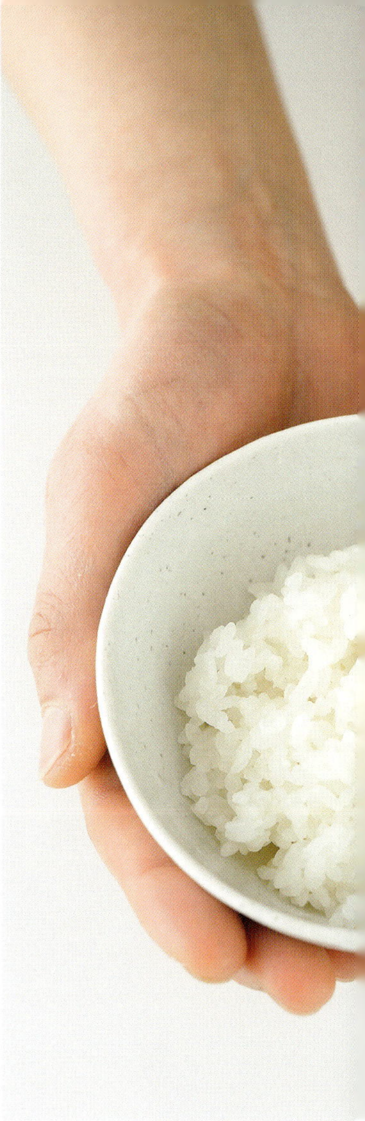

おかずを増やさなければいけないということは、食費がかかるということでもあります。家計の面からも、主食をつける利点はあると思います。

「家族と同じものを食べられる」という喜びも見逃せません。家庭で作る料理は、主食をメインとして考える場合が多々あります。たとえばスパゲティ、焼きそば、チャーハン、丼もの。主食が食べられないということは、これらすべてが食べられないことになり、別メニューを用意する必要があります。主食が食べられれば、少しだけであれ、取り分けて家族と同じ食事にできるのです。

テーラーメイドで食事を組み立てられる気軽さ

「糖質の上限を一食40g」と定めていますが、これを堅苦しく考える必要はありません。「今日はごはんを少なめにして、おかずを多めに食べよう」とか、「ごはんとおかずをひかえめにして、フルーツを食べよう」といった感じで自由に食べてかまいません。あれこれ選べて食事内容をカスタマイズできる。基準がゆるやかだからこそ、そのような楽しみを奪われることがなく、モチベーションを保ったままでいられるのです。

「Dr.山田流」では、種類を選べばお酒をいただけますし、スイーツも楽しめます。

お酒は日本酒やビールはできるだけ避けます。飲んでもいいのは糖質が含まれていない焼酎やウイスキーといった蒸留酒。肝臓を痛めず、中性脂肪を上げず、尿酸値を上げない範疇で楽しんでください。ただ蒸留酒はアルコール濃度が高いので、口腔内から食道にかけてがんのリスクになる可能性はあります。そのことは把握しておいたほうがよいでしょう。ワインも非常に糖質量が少ないものがありますので、選び方を工夫すればOKです。

市販のお菓子は糖質が多いので要注意ですが、低糖質甘味料を使って作ってあれば、糖質はかなりおさえられます。低糖質甘味料は普段の料理作りにおいて、上手に活用してください。適度な甘みづけは欠かせないものですし、通常量使うぶんにおいては、健康面もまったく問題ありません。

食事療法を目的とした家庭での食事作りは基本、簡単で作る人の負担とならないものであってほしいと思います。もちろん、おいしいものを作るには時間がかかる場合もありますが、「治療効果をあげるために日々継続させていく」ことが大切。まとめて作り置きしたり、ときには糖質が少ない市販の惣菜を利用するなどして、気持ちをラクに続けていただけたらと思います。

「糖質オフ」は時代のキーワード。家庭料理での取り入れ方がポイント

楽しく続けられ、健康になれる「一生の食事」として。

毎日、料理を作ることはまるで薄紙を積み重ねていくような地道な作業といえるでしょう。一枚一枚は薄くても、きちんと丁寧に積み重ねていくことで将来、たしかな健康を手に入れられるはずです。さっそく「Dr.山田流 糖質制限食」を実践して、自分と家族の体、守っていきませんか？

カロリーは原則不問　制限は少ないほど続けやすい！

気にすべきは「糖質量」の一点だけ。男女問わず、年齢問わず、一食の糖質量20～40gのみが決まりごとです。「あれを食べてはダメ」「これをしちゃいけない」というものをできるだけ排して、実践する方の心理的負担を軽くすることを大切に考えています。「ラクだからこそ続けられる。よって治療効果もしっかり出せる」ことが目指すものなのです。「カロリー制限食」では、常に摂取カロリーという呪縛がつきまといますが、「Dr.山田流 糖質制限食」は、カロリーについては原則気にしなくてよいという考えです。

糖質量をおさえることで、カロリーも自然とおさえられる食事となり、減量効果も得られるからです。本書のレシピを参考に献立を組んでいただければ、おおむね一食あたり500～700㎉。週に1、2度は食べる楽しみを存分に味わっていただくために、800㎉程度はOKとしています。

また、基本的に食べてはいけない食品はありません。食べ過ぎないよう量をはかって食べたほうがよい食品については、本書の90ページでまとめてあります。

安心して長く続けられるのか？　期待と関心が高まっている

2008年にアメリカ糖尿病学会の指針が大きく変わり、減量のためには糖質制限食をやっても構いません、と明記するようになりました。2007年までのガイドラインでは、やってはいけないと書かれていましたが2008年からは短期だったらやっていいですよ、となったのです。

この変化は大きなもので、日本での糖質

制限食が広まるきっかけになったと考えています。アメリカ糖尿病学会は、糖質制限食を食事療法の選択肢として「認めている」状況で、活発な研究も進んでいるのですが、今待たれるのは糖質制限の長期的な安全性と有効性。糖尿病の治療目的は血糖、血圧、脂質、肥満を改善して合併症を予防、健常者と変わらない生活の質を確保するということにあるので、糖質制限によりそれがどこまで改善できるのか、長期で追跡できると理想的です。

〝糖質〟重視へ 世の中の動きに変化

最近では、糖質制限食が注目されて社会的な取り組みとする企業も数多く現れていますし、本格的なレストランでもコースメニューとして提供しているところもあります。コンビニエンスストアでは糖質量に注目した商品が開発されたり、インターネットの通信販売でも低糖質にこだわったさまざまな商品を手軽に購入できるようになっています。しかしながら毎日の食事の基本は家庭にあり、家庭の中で糖質制限食が実践されることこそが、もっとも望まれます。

健康な方の場合、三食すべてを糖質制限食にするのがむずかしいのなら、まずは一食からで構いません。毎日続けるのがむずかしいのなら、週に一日から試しに取り入れてみるのもいいと思います。

糖尿病の方は、食事療法を毎食きちんと行っていただくことが大切なので、どうしてもしっかりごはんを食べたいというときには、「カロリー制限食」を実践していただき、それ以外は「糖質制限食」にするということも選択肢としてはありなのです。

それぞれの家庭で糖質制限を実行していただけるようになれば、日本人の食事スタイルそのものが少しずつ変化していくことでしょう。

健康な人がさらに増え、結果、国を圧迫する医療費削減の一助となるかもしれません。

糖質制限食が持つ多くの可能性に期待を込めたいと思います。

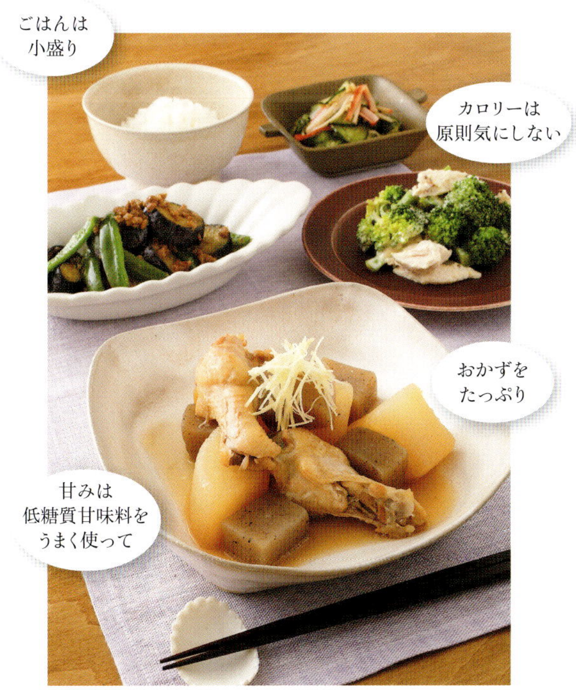
ごはんは小盛り
カロリーは原則気にしない
おかずをたっぷり
甘みは低糖質甘味料をうまく使って

ごはんもついた定食だから、家庭で実践しやすい！ボリュームたっぷり食べても血糖値を上げにくくしかも、自然とやせていく！

―これが「Dr.山田流 糖質制限食」―

Dr.山田流 糖質制限食 の Q&A

**安全に行うには
どんなことに注意したらいいの？
ちゃんと効果を出すためのポイントは？
山田先生にうかがいました**

Question 1

糖質をひかえることで低血糖になりませんか？

A 健康な方が実践する場合、心配ありません。薬物治療中の方は、医師と相談の上スタートしましょう

「Dr.山田流 糖質制限食」で定めている、1食の糖質量20g以上で食事をされるぶんには、低血糖を起こす心配はありません。

食事からの糖質摂取が少なくなっても、ブドウ糖はグリコーゲンという形で肝臓に蓄えられていて、血糖値が下がってくるとグリコーゲンから分解されたブドウ糖が血中に入り、血糖値は維持されます。それでも不足した場合には体内のアミノ酸などからブドウ糖を作り出すしくみ（＝糖新生）も備わっているので、血糖値が下がり過ぎることはまずないのです。

ただし、糖尿病の患者さんで、ある種の内服薬やインスリンの注射をしている方が、医師との十分な相談なしに、いわゆる“厳しい糖質制限食”を併用すると、場合によって低血糖を起こす恐れがあります。

Question 2

「糖質制限食」を続けると心臓病のリスクが上がったり、死亡率が高まるといった記事を読んだことがありますが、だいじょうぶでしょうか？

A 糖質制限食と心臓病リスクの明確な関係性を示す研究はありません

糖質制限食を懸念する根拠となっているのは、「糖質を少なく食べている人では、心臓病の発症率や死亡率が高かった」という論文などによるものです。しかし、これらの論文は、単にリスクがあるという仮説を立てている観察研究にすぎず、実際に検証がなされているわけではありません。

検証研究においては、体重、血糖、脂質、血圧、炎症反応がよくなるという結果が出ており、動脈硬化の予防につながると考えられます。

Question 3

「Dr.山田流 糖質制限食」をはじめたら、インスリン注射をやめられますか？

A インスリン注射を自己判断でやめることはしないでください。量を減らせる可能性はあります

糖質制限食によって食後の血糖値が上がりにくくなることで、血糖値の改善やインスリンの減量が期待できます。現在、「Dr.山田流 糖質制限食」を継続している当病院の患者さんの３分の２程度の方は、インスリンの量を減らすことに成功しています。だからといってインスリン注射を自己判断でやめるという行為は危険です。糖質制限食をはじめるときには、かならず主治医と相談して、適切なインスリン量を守りましょう。

Question 4

妊娠糖尿病と診断されました。「Dr.山田流 糖質制限食」を実践してもいいでしょうか？

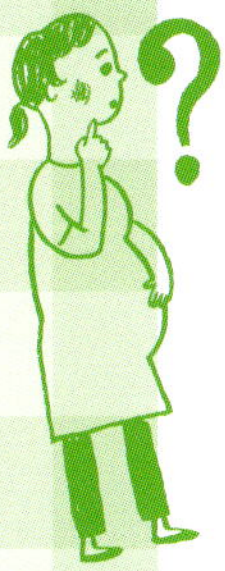

A "糖質をひかえめ"にするよう心がけるのがよいでしょう

2010年に妊娠糖尿病の診断基準が国際的に統一され、診断基準が厳格になったため、日本国内でも「妊娠糖尿病」と診断される方が増えていらっしゃいます。

妊娠糖尿病と診断された方の食後の血糖値を上げにくくするという意味で、糖質制限食は効果を期待できますが、1食の糖質摂取量を何g以下にすると規定するのではなく、糖質をひかえめにして食後高血糖を予防するという認識がよいと思います。糖質制限食を実践したお母さんから生まれた赤ちゃんへの影響や安全性については、まだ臨床データがほとんどありません。ですから、内科医として積極的におすすめすることはしていません。

妊娠糖尿病から将来的に糖尿病へと移行する方もいらっしゃいますので、出産後も血糖値を意識した食生活を送ることは大切です。

Question 5

子どもや年配者が実践するときの注意点があれば教えてください。

A お子さんのごはんは減らさず、甘いお菓子に注意。年配の方は腎機能の低下がないか確認してから

成長期のお子さんには、ごはんを普通に盛ってしっかり食べさせてください。そのぶん、お菓子やジュースなどの間食をひかえて糖質の摂取を減らすように親が意識することが大切です。そして、よく運動をさせること。これによってお子さんの肥満や将来的な糖尿病を予防できます。

年配者は、潜在的に腎臓が悪い可能性があるため、糖質制限食によってたんぱく質の摂取量が増えることで腎機能を低下させる可能性がまったくゼロではありません。医師に相談してから行ったほうが安心です。

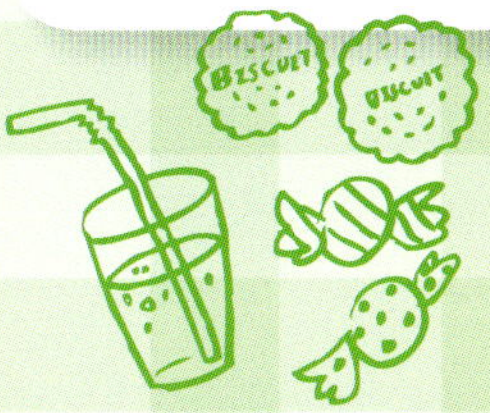

Question 6

「Dr.山田流 糖質制限食」を実践してはいけない人はいますか？

A 糖尿病腎症など腎機能が低下している方、1型糖尿病でインスリン注射を習慣にできていない方は避けてください

健康な方は基本的に心配いりません。

注意してほしいのは糖尿病の中でも腎機能が低下している場合です。糖尿病腎症の3期以降で、尿にたんぱくが出ている人は糖質制限食の実践をひかえるのがよいでしょう。一般的に糖質制限食では、食事の糖質を減らすぶん、必然的にたんぱく質の割合が高くなり、病気の方の場合には腎臓に負担がかかるケースが見受けられます。

また、1型糖尿病の患者さんの中のとくに若い方に多いのですが、まだ糖尿病という病気を受け入れられず、インスリン注射をきちんと習慣にできていない方がいらっしゃいます。自己判断でインスリン注射をやめてケトアシドーシス（血液が酸性に傾く重とくな状態）を起こしたという報告があり、安全面を第一に考えて対象外としています。

コンビニからレストランメニューまで続々、商品化

「Dr.山田流」おすすめ！ 糖質ひかえめメニュー&商品

糖質を意識した商品が多く出回るなか、山田先生が製作に関わったものも数々。
食のプロたちにも“糖質量をひかえること＝健康”という認識が確実に広まっています。

“糖質を気にしている方でも食べられる おいしくて心豊かになれる商品を！”

これまでメーカーや開発者とともに低糖質パンやアイスクリーム、ケーキなどのプロデュースに取り組んできた山田先生。

「通常なら高糖質になってしまう食品をどうおいしく糖質オフすればよいのか。今回の取り組みにかかわってくださる多くの方々の高い志とたゆまないご努力のおかげで、本当に驚くようなおいしいお食事を実現できています」（山田先生）

最近ではコンビニでも山田先生が推奨する糖質量を明記した健康志向の商品が発売され、好評を博しています。また、どんなお客様でも外食の場でさびしい思いや気兼ねをすることなく、満足で楽しい時間を過ごせるようにと、山田先生監修の糖質制限食を提供するレストランも続々。

「食の最先端の現場にいるプロとしてお客様の健康に寄与したいと思っていらっしゃるシェフや、すべてのお客様に心おきなくご自身の自慢のお料理を味わっていただきたいというシェフが多いのです。健康増進につながるこうした好ましい流れが今後ファミリーレストランや社員食堂など、多様な外食の場で広がっていくことを希望しています」（山田先生）

山田先生がバックアップ！

「ローソン」で糖質に配慮した商品を発売中！

コンビニエンスストアチェーンの「ローソン」では、糖質をおさえた健康志向の商品を展開。山田先生推奨の“ブラン”（小麦粉の外皮。小麦粉を100％使用するよりも糖質を低くおさえられる）を原料にしたベーカリーやデザートを発売しています。「糖質を気にする女性のお客様から大変反響があります。今後も健康訴求した商品を充実させていく予定です」（広報担当）

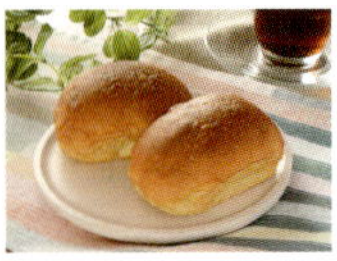

穀物の外皮を使用し、糖質・カロリーをおさえた、“ブラン”の食卓パン。
「ブランパン　2個入」
糖質量：2.2g（1個あたり）
120円（税込）

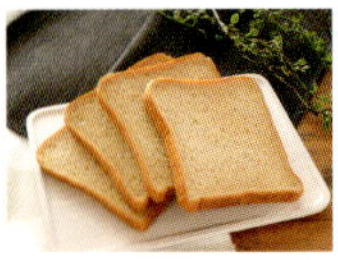

“ブラン”と“大豆粉”を使用して糖質をおさえた食パン。しっとりした食感が特徴。
「ブラン入り食パン　4枚入」
糖質量：13.4g（1枚あたり）
130円（税込）

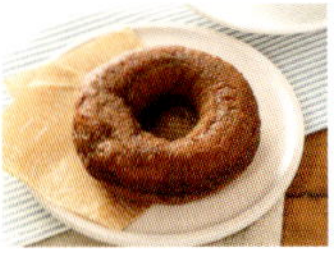

“オーツブラン”を使用して糖質をおさえた揚げドーナツ。はちみつの甘みがほんのりと。
「ブランのドーナツ」
糖質量：13.1g
100円（税込）

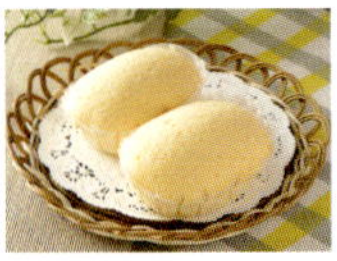

“ブラン”を配合して糖質がおさえられた蒸しケーキ。チーズの風味豊かな逸品。
「ブランのチーズ蒸しケーキ
～北海道産クリームチーズ～　2個入」
糖質量：9.3g（1個あたり）
140円（税込）

商品についてのお問い合わせ
ローソン
☎0120-07-3963
http://www.lawson.co.jp

「健康ブログ」
http://www.lawson.co.jp/lab/kenko/
では、役に立つ最新情報やサービスを掲載。

1食を食べても糖質量20～40g

Dr.山田監修 “外でいただく”糖質制限食

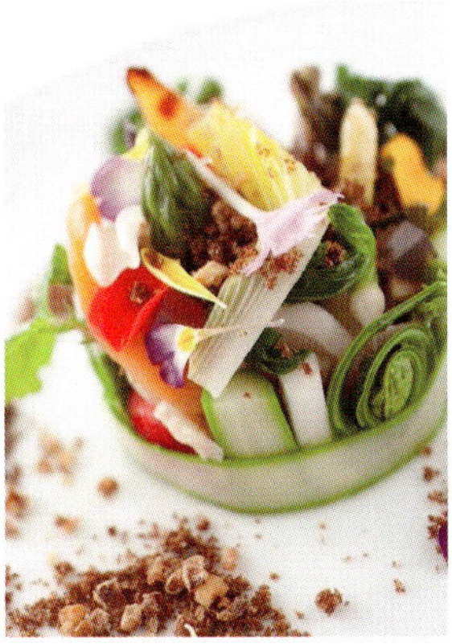

ランベリー

L'Embellir

「低糖質コース」
18,000円
※3日前までに要予約
(税別・サービス料10%別)

“L'Embellir”とは、フランス語で“人を美しくする”という意味。岸本直人シェフが挑戦するCUISINE NATURELLE(キュイズィーヌ ナチュレール)をコンセプトに創り上げたレストランでは、こだわりの国産食材を使い夢のような糖質制限コースがくり広げられる。

☎ 03-6434-9067
東京都港区西麻布3-13-10　パークサイドセピア2F
定休日：月曜日、火曜日のランチ
https://www.lembellir.tokyo

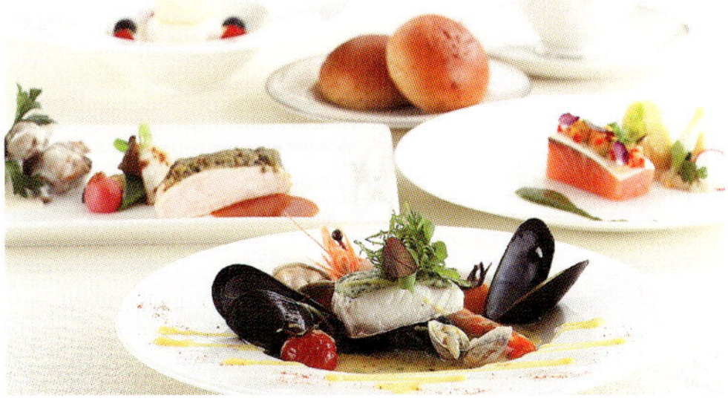

横浜ベイシェラトン ホテル&タワーズ

スカイラウンジ ベイ・ビュー

「糖質制限エレガンス ランチ(糖質約32g)」
5,500円 ※3日前までに要予約　(税別・サービス料込)

素材の持ち味を生かし、調味料の工夫や低温真空調理などで、フランス料理のよさを十分に味わえるコースを提供。前菜、魚料理、肉料理、デザート、パンの5品すべてのメニューを糖質制限したオリジナルレシピが味わえる。

☎ 045-411-1188（レストラン総合予約）10:00-19:00
神奈川県横浜市西区北幸1-3-23-28F
定休日：年中無休
https://www.yokohamabay-sheraton.co.jp

レストラン エミュ

restaurant émuN

「低糖質コース(糖質25.9g)」
9,000円 ※昼・夜とも同じメニューで提供。1週間前までに要予約
(税込・サービス料10%込)

ミシュラン星付きの銘店でいただける低糖質コース。完全無農薬の25～30種の旬の野菜を楽しむことができるメニューをはじめ、きなこをふんだんに使ったデザートまで、笹嶋シェフの手がけるこだわりの料理は美しく繊細。

☎ 050-3490-5282
東京都渋谷区西原3-11-9　蜂章ビル3F
定休日：月曜日(祝日の場合は営業。翌火曜日休)
https://emun2010.gorp.jp/

麺匠の心つくし

つるとんたん

「つるとんたんロカボうどん(糖質10.4g／100gあたり)」
1玉180円 ※国内全店で提供
(税込)

従来のうどんより糖質を60%オフにした『つるとんたんロカボうどん』。すべてのうどんがプラス180円で変更可能。1食あたり45gと豊富な食物繊維が含まれていることが大きな特徴。1食で1日分の食物繊維を摂取することもできる。

☎ 03-5786-2626（六本木店）
東京都港区六本木3-14-12　六本木3丁目ビル
定休日：年中無休
http://www.tsurutontan.co.jp

※各レストランのコース内容は、季節や食材の入荷状況によって変更になることがあります。

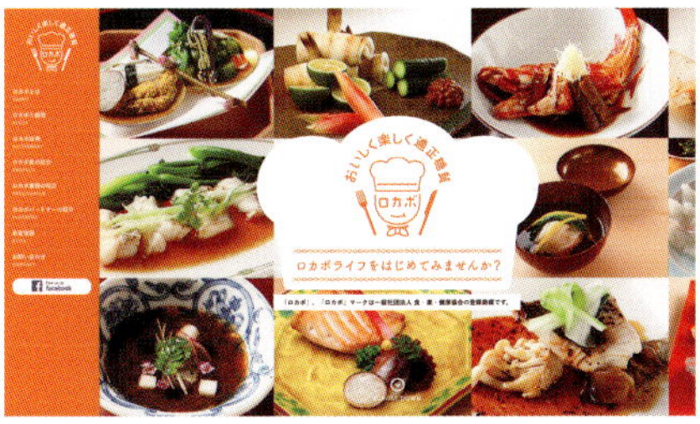

ロカボオフィシャルサイト　https://locabo.net

その他、糖質制限食をいただけるお店を探すには？

山田先生が代表理事を務める、一般社団法人食・楽・健康協会が運営する「ロカボオフィシャルサイト」には、糖質を控えながらもおいしい食事を提供する「ロカボレストラン」を紹介しています。その他、ロカボ商品も掲載しているので、ぜひ外食時の参考にしてください。

「おいしく楽しく適正糖質＝ロカボ」を普及させるために作成されたマーク。食・楽・健康協会が適正糖質と認めた商品につけられています。

お店の味を手軽に家でもたのしめる！

低糖質なお取り寄せ

麺匠の心つくし　つるとんたん

ロカボうどん

糖質
約10.4g
100gあたり

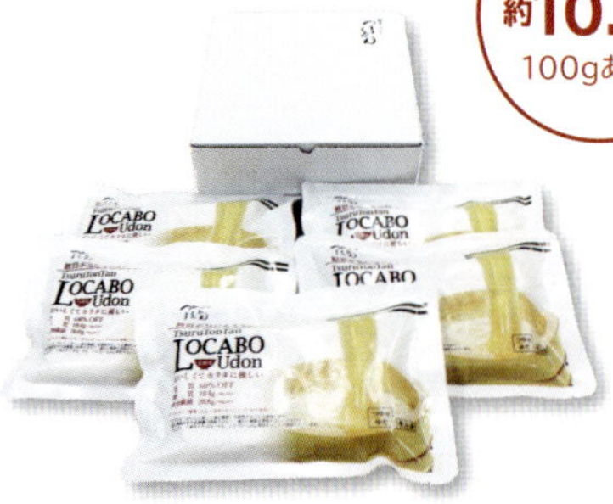

つるとんたんロカボうどん（つゆ付）

5食:1,950円（税込）／10食:3,900円（税込）
※送料別（5,000円以上購入で基本送料無料、ロカボうどんは
冷凍にて送料300円別途追加あり）

従来のうどんの味と風味を損なわないようにしながら、小麦粉の使用を極力控え、従来のうどんの糖質量の60%カットを実現。代わりにビタミンやミネラルが豊富な小麦胚芽、ふすま、油脂などを使った低糖質のうどんを、ぜひご自宅でも。

お取り寄せ「つるとんたん公式通販サイト」
https://www.tsurutontan-udon.jp

クリオロ　CRIOLLO

糖質制限スイーツ

糖質
約5g
3分の1カット
あたり

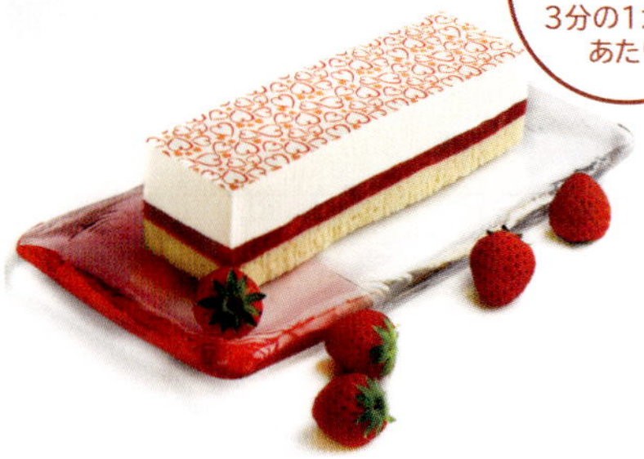

スリム・レアチーズ・フレーズ

1,890円（税込）
※2〜3名様用
※送料別（10,000円以上購入で無料）

濃厚で口どけなめらかなレアチーズクリームと、果肉感をたっぷり残したいちごのコンポートは、アーモンドを使用したスポンジと相性抜群。糖質量はできるだけ控えながら、おいしさを追求したパティシエの腕が光る絶品スイーツ。

【公式オンラインストア】洋菓子店クリオロ
https://www.ecolecriollo.co.jp/

「北里研究所病院」
がある

白金北里通り商店街には おいしいお店がいろいろ

北里研究所病院がある「白金北里通り商店街」は、庶民感覚にあふれた親しみやすい商店街です。味がしっかりしていて食べごたえはあるのに、食材にこだわった健康志向な料理を提供するお店も多数。ぜひ、足を運んでみては。

パティスリー ピエス

Patisserie Piece

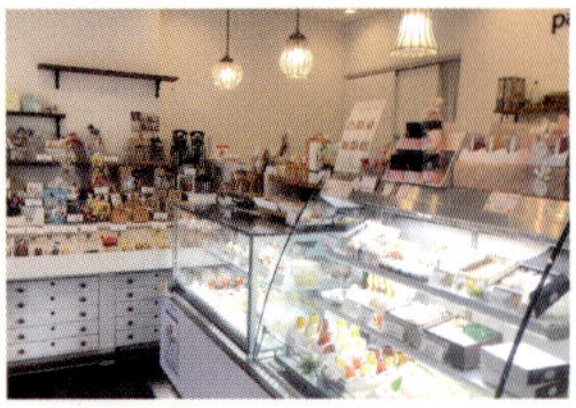

材料からこだわるお菓子は、パティシエが丹誠こめて作ったもの。季節感あふれるスイーツをご堪能あれ。

☎ 03-6338-9232
東京都港区白金 5-12-17
三福電機ビル１F
定休日：月曜日・不定休２日あり
https://patisseriepiece.com

バーガー マニア

Burger Mania 白金店

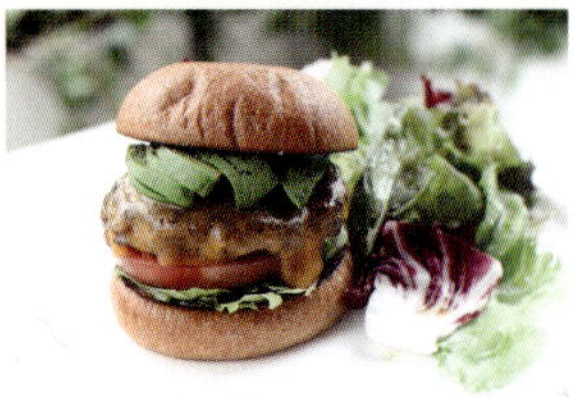

低糖質ふすまパンを使用した【フスボン】とのコラボレーションで、低糖質バーガーがついに完成!

☎ 03-3442-2200
東京都港区白金 6-5-7
定休日：第３月曜日
http://www.burger-mania.com

エスプリメ

ESPRIME

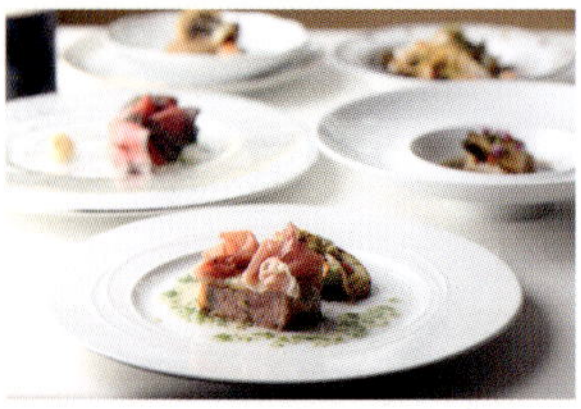

隠れ家のように佇むイタリアン。旬を大切にしながら、魚介、野菜、肉、乳製品をバランスよくいただける。

☎ 03-5422-6820
東京都港区白金 5-12-17
三福電機ビル２F
定休日：月曜日
http://www.esprime.jp

北里研究所病院の

「Dr.山田流 糖質制限食」料理教室へようこそ

―日替わり献立1か月分―

北里研究所病院・糖尿病センターでは、2013年夏より山田先生の糖質制限食を学べる料理教室をスタート。
本章では、ご家庭で簡単に再現しやすい実際的な糖質制限の定食レシピをご紹介。
糖質カットのためのさまざまな工夫を加えた1か月献立は、一食あたりの糖質量が20～40g以内。
血糖値が気になる方や健康的にダイエットしたい方に、ぜひ試していただきたい病院が考えた安心レシピです。

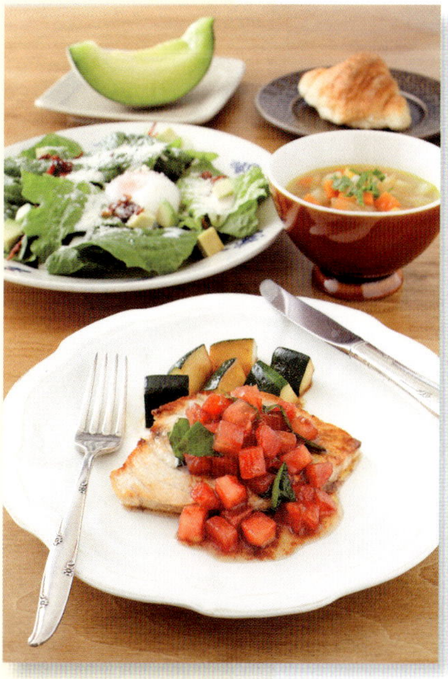

「献立」の考え方

必要な栄養素をまんべんなく摂取でき、満腹感も得られるため、食事は「定食」スタイルで。ごはん少なめ、おかずたっぷりを意識しながら、一食の糖質量20～40g以内での食事をおすすめしています。

4 デザート／お酒

1食の糖質量20～40gを守れる範囲内でつけても構いません。

3 サブおかず

※この献立のレシピは、81ページに掲載しています。

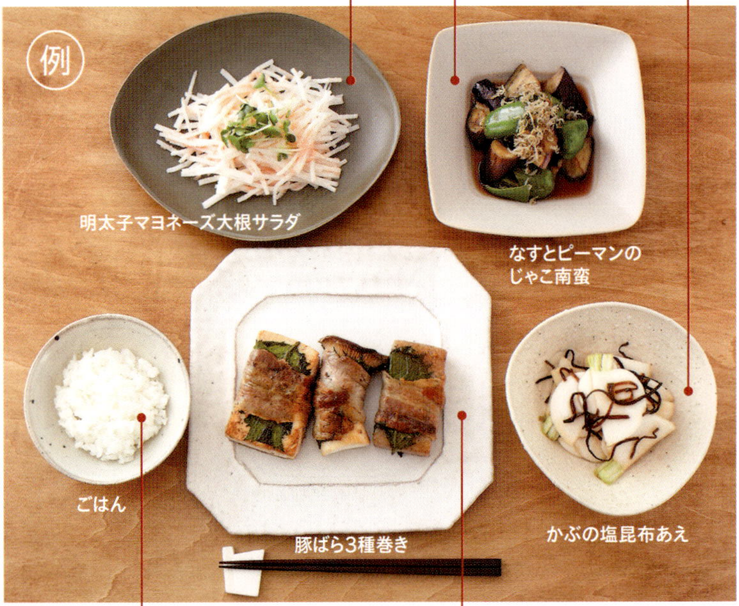
例
明太子マヨネーズ大根サラダ
なすとピーマンのじゃこ南蛮
ごはん
豚ばら3種巻き
かぶの塩昆布あえ

1 主食　　**2** メインおかず

糖質量の目安

1食の糖質量 20～40g ＝ **1** 主食 30g ＋ 10g（**2** メインおかず **3** サブおかず **4** デザート／お酒 の合計糖質量）

例 写真の献立の場合

1食の糖質量 39.6g ＝ **1** ごはん（70g） 25.8g ＋ 13.8g（**2** 豚ばら３種巻き **3** 明太子マヨネーズ大根サラダ なすとピーマンのじゃこ南蛮 かぶの塩昆布あえ）

1 主食（一品）

少量でもつけるのが基本 かといって主食だけはNGです

ごはん（白米）やパン、麺などの主食は、一食あたりの糖質量に大きく影響します。主食は糖質量が一食で30g以下を目安にします。

ごはんであれば、お茶わんに半膳70gで、糖質量は25.8gになります。かならずおかずとセットで食べましょう。おかずの糖質量が多くなるときは、主食の量を調整し、一食の献立トータルでの糖質量が「40gまで」になるように工夫してください。

主食の糖質量

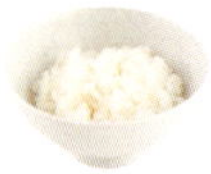

ごはん（白米）
半膳（70g）
糖質量：25.8g

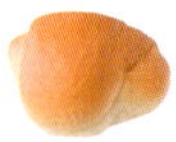

ロールパン
1個（40g）
糖質量：18.7g

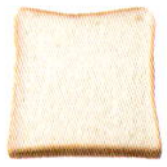

食パン
6枚切り1枚（60g）
糖質量：26.6g

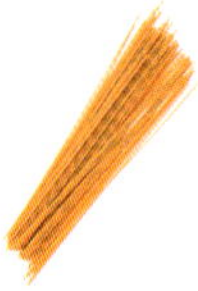

スパゲティ
乾麺40g
糖質量：27.8g

2 メインおかず（一〜二品）

肉・魚介・卵・大豆製品は基本的になんでも食べてOKです

メインおかずは、肉や魚介、卵、大豆製品などのたんぱく源を中心に用意します。これらの食材の糖質量は少ないものが多いので（あずきやいんげん豆、えんどう豆などの大豆以外の豆類は糖質量が多いので注意）、「Dr.山田流」ではたっぷりと料理に取り入れることができます。

注意するのは、小麦粉や片栗粉、パン粉などの粉を使う調理とトマトケチャップやソースなどの糖質量の多い調味料です。使用量をひかえめにしましょう。

肉や魚は含まれている栄養が違うので、肉ばかり、魚ばかりとならず、一日のうちでバランスよく食べるのが理想。大豆製品で植物性のたんぱく質も補いましょう。野菜と一緒に調理して、ボリューム、栄養価をさらに高めるのもおすすめです。

メインおかずに使いやすい食材例

◎肉（100gあたり）

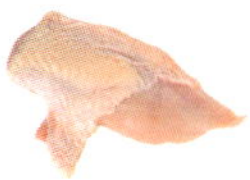

鶏肉
糖質量：0g
（部位を問わず）

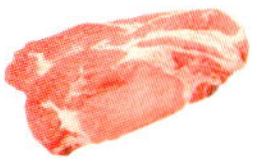

豚肉
糖質量：0〜0.3g
（部位によって）

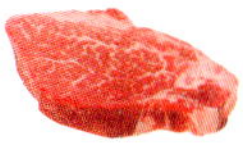

牛肉
糖質量：0.1〜0.6g
（部位によって）

◎魚介（100gあたり）

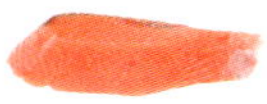

さけ
糖質量：0.1g

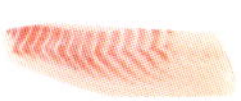

鯛
糖質量：0.1g

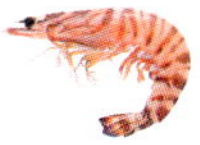

えび
糖質量：0g

◎卵

卵（1個）
糖質量：0.2g

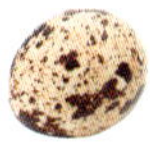

うずらの卵（1個）
糖質量：0g

◎大豆製品

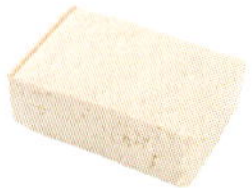

豆腐
（1/2丁：150g）
糖質量：絹ごし3.4g
木綿2.4g

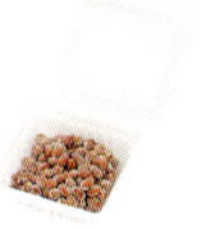

納豆
（1パック：50g）
糖質量：2.7g

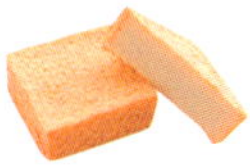

厚揚げ
（1/2枚：100g）
糖質量：0.2g

ウインナーやハム、かまぼこ、ちくわなどの加工食品、大豆以外の豆類は糖質が多くなっています。NGではありませんが、摂取量には注意が必要です。

3 サブおかず（二〜三品）

野菜やきのこ、海藻を中心に低糖質な小鉢を用意します

メインおかずでとりきれない栄養を補うために、野菜やきのこ、海藻を中心にした小鉢を二〜三品用意するのが理想です。

サブおかずの品数を減らして汁ものにしてもOKですが、みそ汁は糖質も塩分も多くなりやすいので、毎食つけるよりもたまに楽しむものと考えるとよいでしょう。

4 デザート／お酒

合計糖質量40g以内でフルーツや低糖質のお酒、赤ワインを楽しめます

一食の糖質量40g以下を守れる範囲で、デザートを食べたり、低糖質のお酒を飲むことができます。ただ、「Dr.山田流」では、主食なしでお酒だけという飲み方は健康上の観点から、おすすめしていません。

おいしく糖質オフする調理ポイント

糖質量を減らすために糖質を含む食材をすべてカットしたのでは、舌もお腹も満たされません。高糖質の食材は減らしつつ、代用できる低糖質の食材を活用して、おいしく調理するコツを余すことなくご紹介します。

糖質オフ Point 1

甘みづけに砂糖を使わず低糖質甘味料に切り替える

砂糖の成分は、ほとんど糖質です。白砂糖では、小さじ１で糖質量３g、大さじ１で糖質量９gにもなります。砂糖と同じように甘みをつけながら、糖質をおさえるために、低糖質甘味料に切り替えます。なかでも、血糖値を上昇させないエリスリトール（P25 参照）が主成分になった低糖質甘味料を選びましょう。

糖質オフ Point 2

糖質量に大きく影響するごはんと調味料は計量

糖質の多い食材（P90参照）はきちんと計量してから使うことを習慣にしましょう。とくにごはんやパン、麺などの主食はかならず計量が必要です。また、調味料もはかって使うことで、よぶんな糖質をとらなくてすみ、味もレシピ通りにおいしく仕上がります。

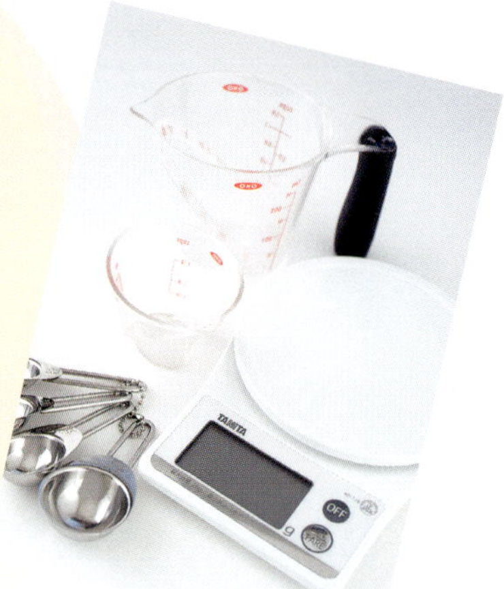

糖質オフ
Point 3

料理酒の代わりに糖質ゼロの焼酎を利用する

料理酒は、魚や肉のくさみを消したり、料理にコクやうまみを加えるために用いますが日本酒がベースなので、高糖質なのが難点。料理酒の代わりに焼酎を利用することをおすすめします。

糖質オフ
Point 4

米酢→穀物酢にすれば糖質を3分の1カット

酢は、米や酒粕に麹を加えて醸造した「米酢」と、米、小麦、とうもろこしなどをブレンドして醸造した「穀物酢」が一般的。しかし、「米酢」の糖質量は、「穀物酢」の約3倍。「穀物酢」に切り替えるのもひとつの手です。

○米酢小さじ１の糖質量：0.37g
○穀物酢小さじ１の糖質量：0.12g

糖質オフ
Point 5

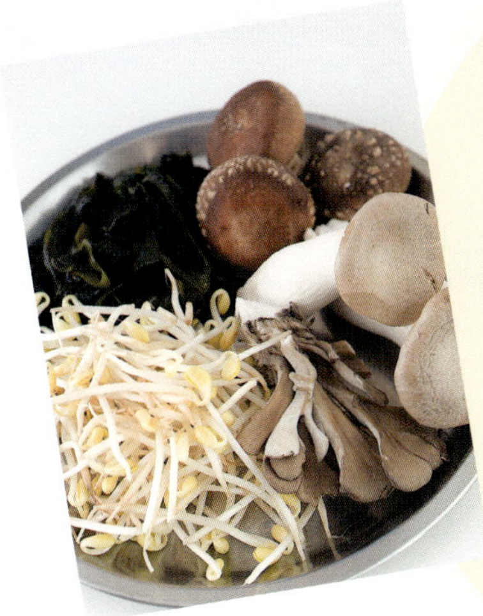

低糖質食材でかさ増しすれば糖質オフでも食べごたえ

主食が少ないぶん、おかずは十分に食べたいもの。そこで便利に活用できるのが、糖質が少なくかさ増ししやすい食材です。葉もの野菜や豆もやし（普通のもやしよりも栄養価が高く、糖質は少ない）、きのこ類全般や海藻類、豆腐や厚揚げなどがおすすめ。

糖質オフ Point 6

少量の粉でとろみづけ チーズや生クリーム、ねりごまも活用

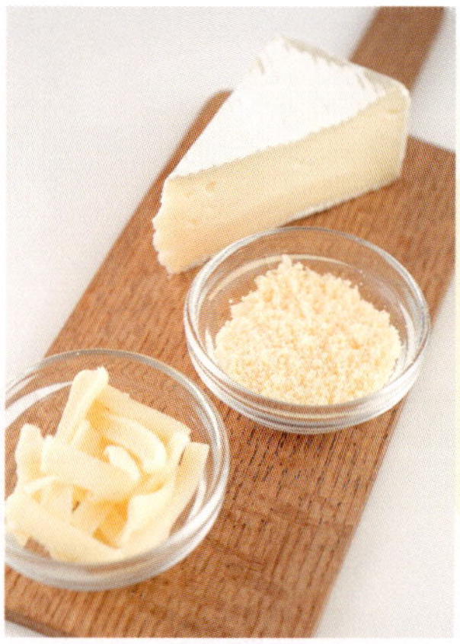

低糖質なチーズはとろみづけはもちろん、コクとボリュームをアップさせるために便利に活用できる食材です。

とろみは口当たりをよくし、料理にコクを与えますが、とろみづけに使う片栗粉や小麦粉は高糖質。そこで、とろみはごく少量の粉でつけておいしさを引き出します。料理によっては、低糖質食材であるチーズや生クリーム、ねりごまのとろみを活用するのもよい工夫。

糖質オフ Point 7

細切り野菜を麺に混ぜて ボリュームアップ

麺類は糖質が多く、食べられる量が少なくなります。パスタにはズッキーニ、そばにはなすの細切りなどを混ぜ込んでゆでたり、炒めたりする工夫で、もの足りなさがうすれ、食感もよいものに。

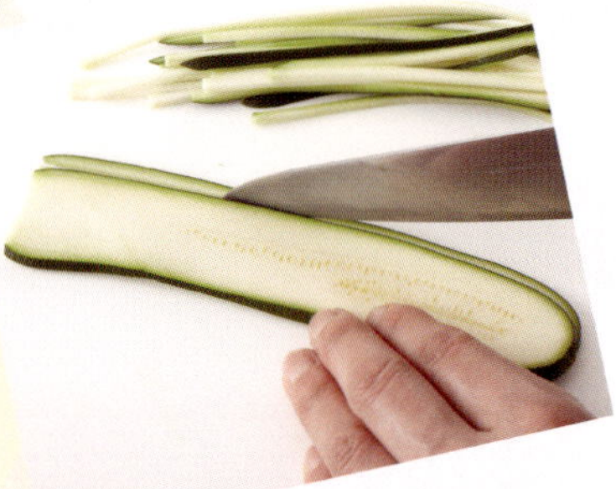

糖質オフ Point 8

糖質の多いたれや 調味料は手作りで

焼き肉のたれや甜麺醤（テンメンジャン）など、糖質の多いたれや調味料は、市販品を使わず、自家製のものを利用しましょう。

「低糖質な味つけのたれ・調味料」の作り方はP26で！

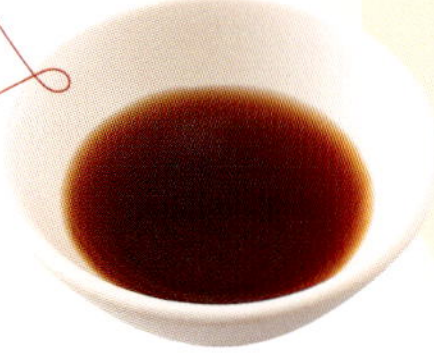

低糖質甘味料は糖質制限食のパートナー

本書で使用を認めているのは『パルスイート®』『シュガーカット®ゼロ』『ステビアヘルス®』『ラカント®S』の4商品。いずれも〝エリスリトール〟といった甘味料を主成分に作られています。エリスリトールは果実やきのこのほか、お酒やみそなどの発酵食品に含まれている天然の糖質。砂糖よりもややキレのいい甘さがあり、体内で代謝されず、カロリーもゼロ。ステビアも天然ハーブ由来で安心です。

◎使用法は砂糖と同じ？

基本的には砂糖と同じように使用できます。商品によって甘さが異なり、それに応じて使用量も変わってきます。砂糖大さじ1と同じ甘さにするには、『パルスイート®』『シュガーカット®ゼロ』なら大さじ3分の1（小さじ1）。『ラカント®S』『ステビアヘルス®』なら、砂糖と同じ大さじ1。少量でも大きく味が変わるので、計量して使いましょう。溶かしてから冷やすと、固まることがあります。そういう場合は、常温で再度よく混ぜれば問題ありません。

◎安全性に問題ない？

エリスリトールを通常の食事で取り入れるぶんにはなんら問題ありません。米国食品医薬品局（FDA）では、「一般に安全で、使用量を設定する必要がない」と認められています。エリスリトール以外の成分も、本書のレシピにある使用量はFDAの許容量の範囲内です。

購入はスーパー、薬局で！

本書でおすすめする低糖質甘味料

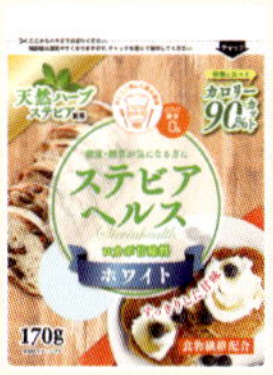

ステビアヘルス® ホワイト

天然ハーブのステビアを使用して、糖類ゼロを実現。すっきりとした甘さのホワイトとコクのあるブラウンがあり、どちらも砂糖と同量で置き換えられるので便利。

問 日本リコス
☎ 0120-67-1042
https://steviahealth-shop.com

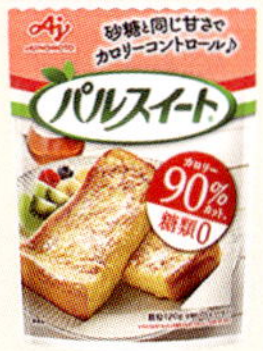

パルスイート®

野菜や果物にも含まれるアミノ酸から生まれたまろやかで自然な甘さ。カロリー90%カットとゼロの2タイプがあり、加熱しても甘さは変わりません。

問 味の素㈱お客様相談センター
☎ 0120-16-0505
https://www.ajinomoto.co.jp/lcr/

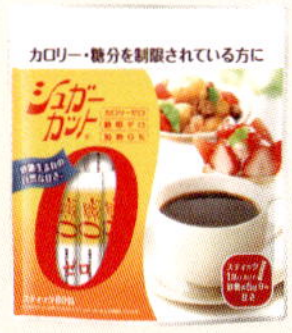

シュガーカット®ゼロ顆粒

熱や酸に強く、加熱しても甘さは変わらない。砂糖生まれのスクラロースを使用し、砂糖に近い自然な甘みが特徴。料理や飲料にすぐに溶ける液体タイプも。

問 ㈱浅田飴お客様相談室
☎ 03-3953-4044
https://www.asadaame.co.jp

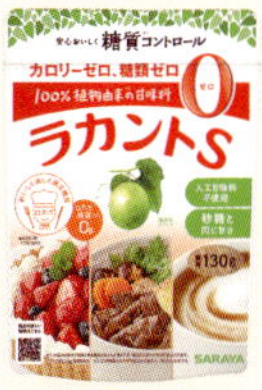

ラカント®S

漢方薬として珍重されてきた羅漢果から抽出したエキスとのブレンドによって作られた自然派で、合成甘味料、着色料、保存料無添加。顆粒、液状、固形、スティックも。

問 サラヤ
☎ 0120-40-3636
https://www.lakanto.jp

料理の幅が
ぐんと
広がる!

低糖質な味つけのたれ・調味料

糖質制限食を家庭で作るときに、見落としがちなのが「たれ」や「調味料」の糖質量。
そこで、味つけの幅が広がって作り置きもできる、低糖質の自家製だれや調味料をご紹介します。

※分量はすべて作りやすい量です。
※低糖質甘味料を混ぜたたれや調味料を冷蔵庫に入れると甘味料が固まることがありますが、品質に問題はありません。常温で再度よく混ぜてから使用しましょう。

ちょっぴり甘めの味つけがおいしい!
料理にツヤも出て、見た目もぐーんとアップ

照り焼きのたれ

大さじ1(18g)中
糖質 0.9g
17kcal

レシピでの使用ページ
33ページ/43ページ
69ページ/89ページ

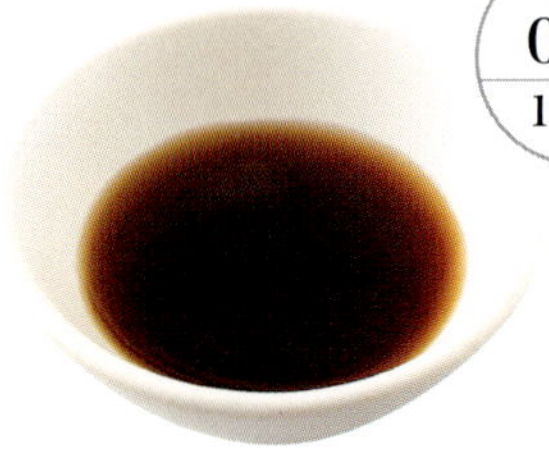

材料

しょうゆ…大さじ2(36g)
低糖質甘味料…小さじ3
焼酎…大さじ2(30g)

作り方

すべての材料をよく混ぜ合わせる。

にんにくとしょうゆのこうばしい香りが
肉汁とからんで、ジュワッとおいしく

焼き肉のたれ

大さじ1(18g)中
糖質 1.1g
24kcal

レシピでの使用ページ
87ページ

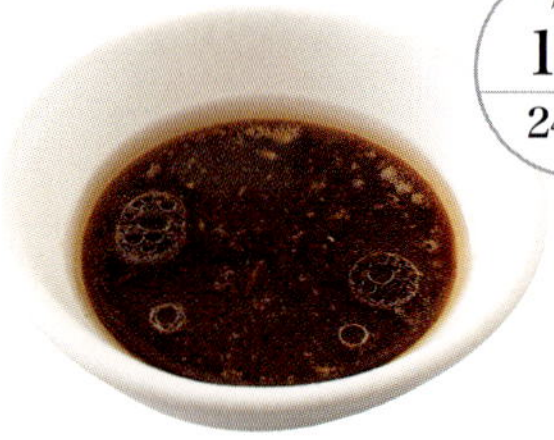

材料

にんにく(すりおろし)…½片(5g)
しょうゆ…大さじ2(36g)
低糖質甘味料…小さじ2
焼酎…大さじ1(15g)
ごま油…小さじ1(4g)
一味唐辛子(お好みで)…少々

作り方

すべての材料をよく混ぜ合わせる。

アツアツごま油を一気に注いで、
長ねぎの香りを引き出したうま塩だれ

ねぎ塩だれ

10g中
糖質 0.3g
34kcal

レシピでの使用ページ
87ページ

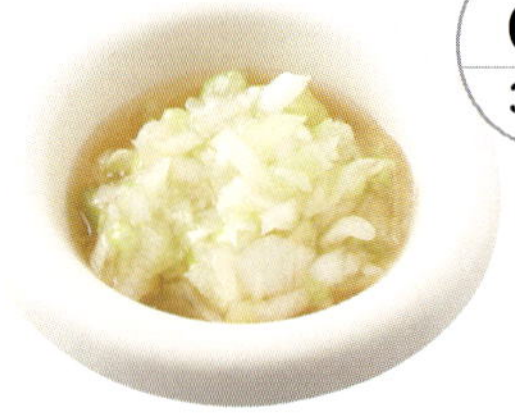

材料

長ねぎ(みじん切り)…10cm(20g)
塩…小さじ⅓(2g)
ごま油…大さじ1(12g)

作り方

1 ボウルに長ねぎを入れる。
2 フライパンでごま油を熱し、パチパチと音がしはじめたら1に入れ、塩を加えて混ぜる。

かけるだけで
あっという間に
中華風

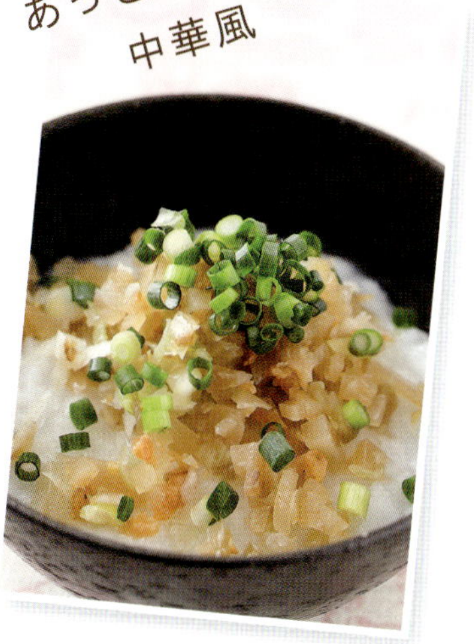

低糖質ザーサイに干しえびのうまみをプラス
そのままで即席おつまみにも

ザーサイと干しえびのたれ

レシピでの使用ページ
39ページ／61ページ

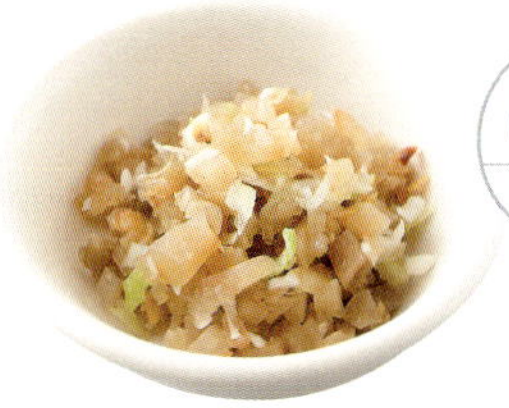

10g中
糖質
0.03g
7kcal

材料

干しえび（ぬるま湯でもどして
みじん切り）…7g
ザーサイ（みじん切り）…100g
長ねぎ（みじん切り）…10cm（20g）
ごま油…大さじ1（12g）

作り方

フライパンにごま油を弱火で熱し、干しえびを炒める。さらにザーサイと長ねぎも加えて炒め、香りが立ってきたら火を止める。

甘めの味つけでも低糖質！
冷凍保存もOK

肉みそ

10g中
糖質
0.5g
19kcal

レシピでの使用ページ
31ページ

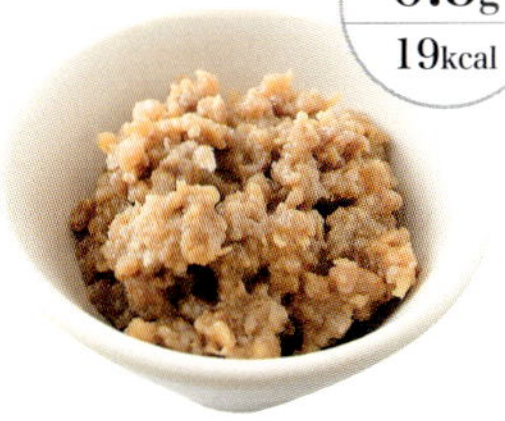

材料

豚ひき肉…200g
A ｜ みそ…大さじ5（90g）　低糖質甘味料…大さじ1
　｜ 水…大さじ1（15mℓ）

作り方

フライパンでひき肉を炒め、合わせたAを加えて水けがなくなるまで炒め煮する。

中華料理に欠かせない調味料を
低糖質の八丁みそをベースに

低糖質甜麺醤（テンメンジャン）

レシピでの使用ページ
33ページ／39ページ

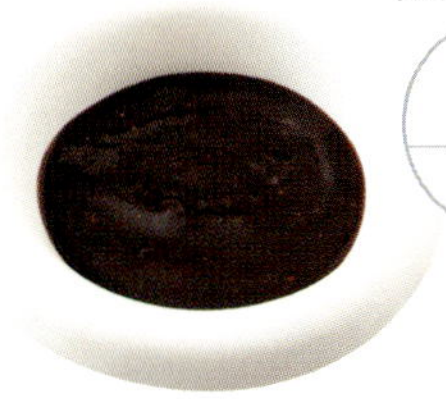

大さじ1（18g）中
糖質
1.3g
15kcal

材料

八丁みそ…50g
しょうゆ…小さじ1（6g）
低糖質甘味料…小さじ5
焼酎…小さじ1（5g）
水…1/4カップ（50mℓ）

作り方

小鍋にすべての材料を入れて火にかけてよく混ぜ、ふつふつと沸いてきたら火を止める。

スタミナアップ！
料理にコクと深みをプラス

にんにくしょうゆ

大さじ1（18g）中
糖質
1.7g
12kcal

レシピでの使用ページ
31ページ／59ページ
81ページ／87ページ

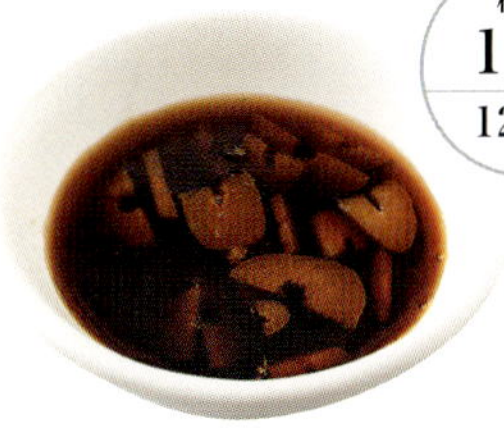

材料

にんにく（うす切り）…1片（10g）
しょうゆ…大さじ3（54g）

作り方

保存容器ににんにくとしょうゆを入れておく。

鶏肉＆豚肉と
相性Good！

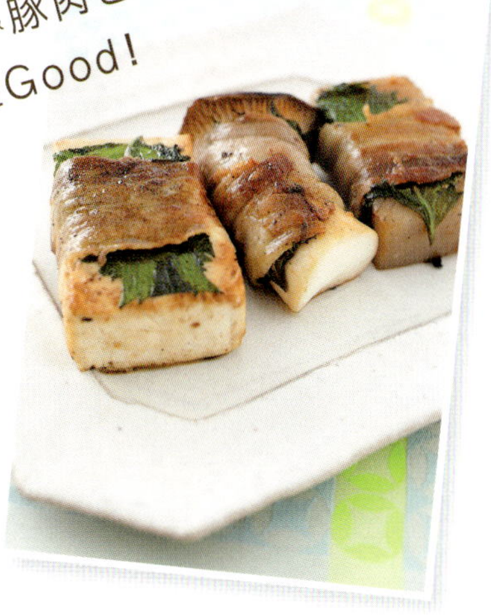

塩分カット

たっぷり野菜

良質の油

手間オフ

でもっとおいしく、ヘルシーに

塩分カット

酸味や香味食材で うす味でもうまみを出す

ごはんがたくさんほしくならない味つけを目指しますが、うすぼんやり味では満足感がイマイチ。レモンやかぼすなどのかんきつ類の酸味や、しょうがや大葉といった香味野菜、ごまやかつお節、桜えびといったうまみの強い食材で、塩分ひかえめでもしっかり風味を。また、よぶんな塩分を摂取しないために、野菜は塩を入れずにゆでましょう。

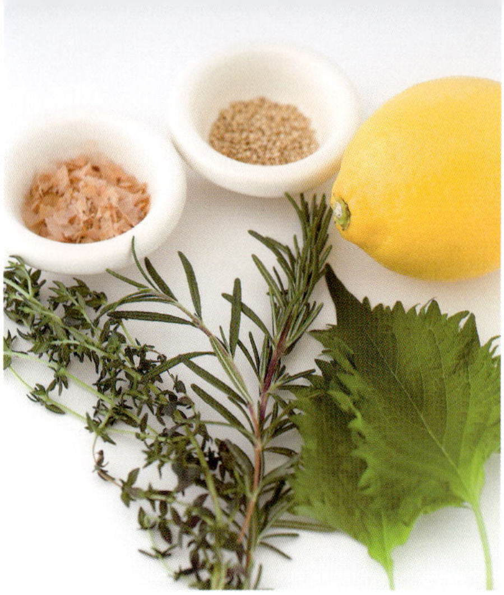

日本人の1日の塩分摂取量は男性9g、女性7.5g以下が目標とされています。しょうゆや塩を使い過ぎないよう、ハーブ類や香味野菜などで味つけに工夫を。

たっぷり野菜

旬を取り入れつつ 食材の種類は豊富に

一日に必要とされる野菜の目安量は３５０g。「Dr.山田流」では、一食の献立で野菜を１００g以上とれるようにします。食物繊維は、食後の血糖上昇を防ぐ効果があり、便秘解消にもつながる栄養素。野菜の種類はかたよらず、旬のものを中心に幅広く取り入れましょう。サラダにしても加熱してもOKです。

野菜100gの目安

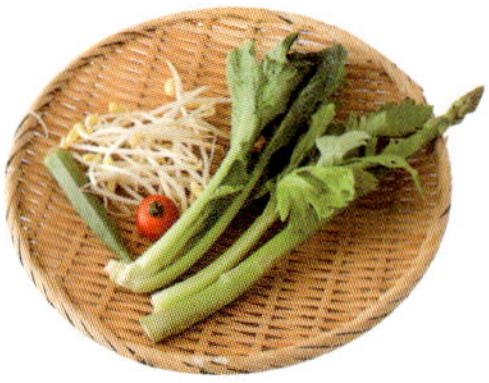

良質の油

調理に使用する油は オリーブオイルやごま油を

油は種類を選んで使いましょう。おすすめはオリーブオイル。オリーブオイルに豊富に含まれる「オレイン酸」という不飽和脂肪酸の一種は、動脈硬化の予防効果が認められています。「Dr.山田流」では量を気にせず、たっぷり調理に使えます。ごま油も「オレイン酸」の含有率は比較的高く、どちらの油も糖質はゼロです。

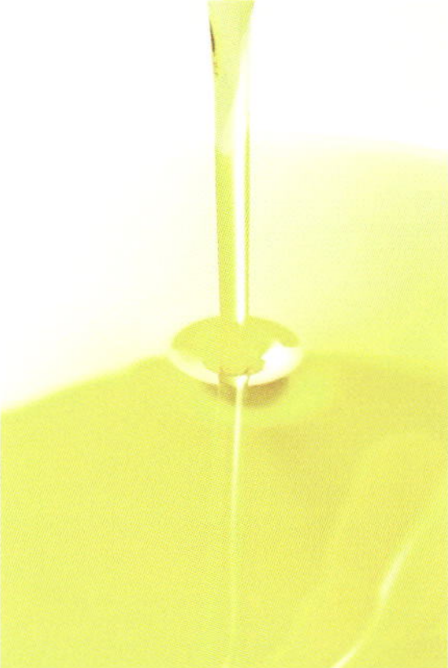

オリーブオイル、ごま油はできるだけ良質なものを使い、開封したら早めに使い切りましょう。

手間オフ

めんつゆや白だしを使って 調理時間を短縮

毎日の食事作りが負担にならないよう、市販の調味料を上手に活用。少量使うだけで味が決まりやすいめんつゆやぽん酢、白だしを使うのも手。商品によって濃さや味わいが違うので、お好みのものを選んでください。

レシピの見方について

30ページから紹介する
1か月献立とレシピの見方を紹介します。
掲載しているレシピと写真はすべて1人分です。

メニュー名の色は
■メインおかず　■サブおかず
■主食　■デザート・飲料　を表しています。

各メニューの糖質量と
エネルギー量です。

このページで紹介する
定食名です。

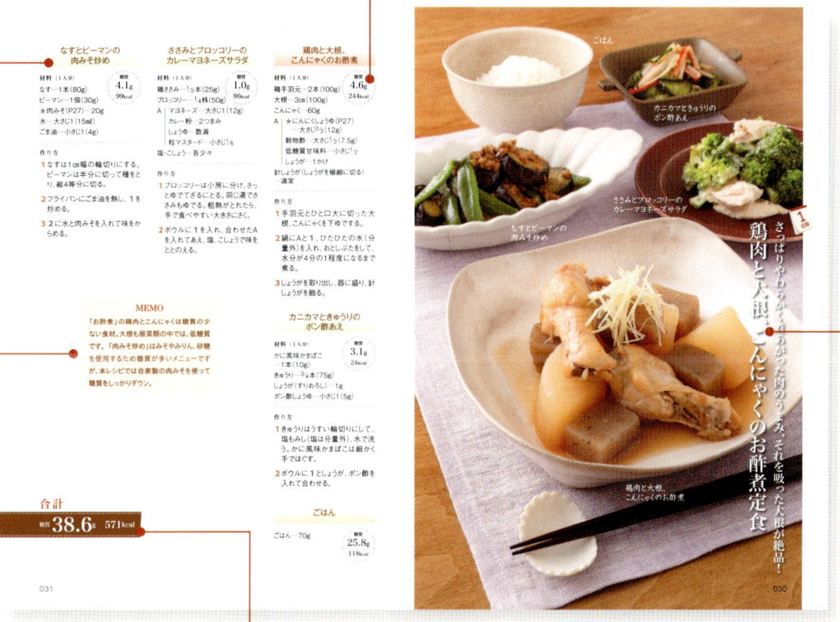

なすとピーマンの肉みそ炒め

材料（1人分）　糖質 4.1g 99kcal
なす…1本(80g)
ピーマン…1個(30g)
★肉みそ(P27)…20g
水…大さじ1(15㎖)
ごま油…小さじ1(4g)

作り方
1 なすは1㎝幅の輪切りにする。ピーマンは半分に切って種をとり、縦4等分に切る。
2 フライパンにごま油を熱し、1を炒める。
3 2に水と肉みそを入れて味をからめる。

ささみとブロッコリーのカレーマヨネーズサラダ

材料（1人分）　糖質 1.0g 86kcal
鶏ささみ…1/2本(25g)
ブロッコリー…1/4株(50g)
A マヨネーズ…大さじ1(12g)
　カレー粉…2つまみ
　しょうゆ…数滴
　粒マスタード…小さじ1/6
塩・こしょう…各少々

作り方
1 ブロッコリーは小房に分け、さっとゆでてざるにとる。同じ湯でささみもゆでる。粗熱がとれたら、手で食べやすい大きさにさく。
2 ボウルに1を入れ、合わせたAを入れてあえ、塩、こしょうで味をととのえる。

鶏肉と大根、こんにゃくのお酢煮

材料（1人分）　糖質 4.6g 244kcal
鶏手羽元…2本(100g)
大根…3㎝(100g)
こんにゃく…60g
A ★にんにくしょうゆ(P27)…大さじ2/3(12g)
　穀物酢…大さじ1/2(7.5g)
　低糖質甘味料…小さじ1/2
　しょうが…1かけ
針しょうが(しょうがを極細に切る)…適宜

作り方
1 手羽元とひと口大に切った大根、こんにゃくを下ゆでする。
2 鍋にAと1、ひたひたの水（分量外）を入れ、おとしぶたをして、水分が4分の1程度になるまで煮る。
3 しょうがを取り出し、器に盛り、針しょうがを飾る。

カニカマときゅうりのポン酢あえ

材料（1人分）　糖質 3.1g 24kcal
かに風味かまぼこ…1本(10g)
きゅうり…3/4本(75g)
しょうが(すりおろし)…1g
ポン酢しょうゆ…小さじ1(5g)

作り方
1 きゅうりはうすい輪切りにして、塩もみし（塩は分量外）、水で洗う。かに風味かまぼこは細かく手でほぐす。
2 ボウルに1としょうが、ポン酢を入れて合わせる。

ごはん

ごはん…70g　糖質 25.8g 118kcal

MEMO
「お酢煮」の鶏肉とこんにゃくは糖質の少ない食材。大根も根菜類の中では、低糖質です。「肉みそ炒め」はみそやみりん、砂糖を使用するため糖質が多いメニューですが、本レシピでは自家製の肉みそを使って糖質をしっかりダウン。

合計
糖質 38.6g 571kcal

031

1食分の糖質量、エネルギー量の合計です。

糖質を下げる食材選びや
調理の工夫を紹介しています。

調理器具について

- 1カップは200㎖、大さじ1は15㎖、小さじ1は5㎖です。
- フライパンはフッ素樹脂加工のものを使用しています。
- 電子レンジの加熱時間は500Wの場合の目安です。600Wの場合は、加熱時間を0・8倍にしてください。

材料・調味料について

- 材料の分量は1人分を基準にしています。作りやすい量を優先させているものもあります。
- 食材を洗う、皮をむく、ヘタや種をとるといった基本的な下ごしらえは省略しているものがあります。
- 低糖質甘味料は「パルスイート」「シュガーカットゼロ」の量にて記載。「ラカントS」「ステビアヘルス」では、3倍量に換算してください。
- 焼酎は乙類のものを使用しています。
- しょうゆは指定時以外は濃口しょうゆ、塩は自然塩、酢は穀物酢、みそは淡色みそ、マヨネーズはカロリーハーフタイプを使用しています。
- めんつゆは3倍濃縮の市販品を使用しています。
- 白だしは濃縮タイプ（お吸い物1：9／煮物1：6～8の割合）の市販品を使用しています。

作り方について

- 火加減をとくに指示していない場合は、中火で調理してください。
- 下味をつけるときは、食材に調味料をまぶして10分ほどおきます。

1日目

鶏肉と大根、こんにゃくのお酢煮定食

さっぱりやわらかく煮あがった肉のうまみ、それを吸った大根が絶品！

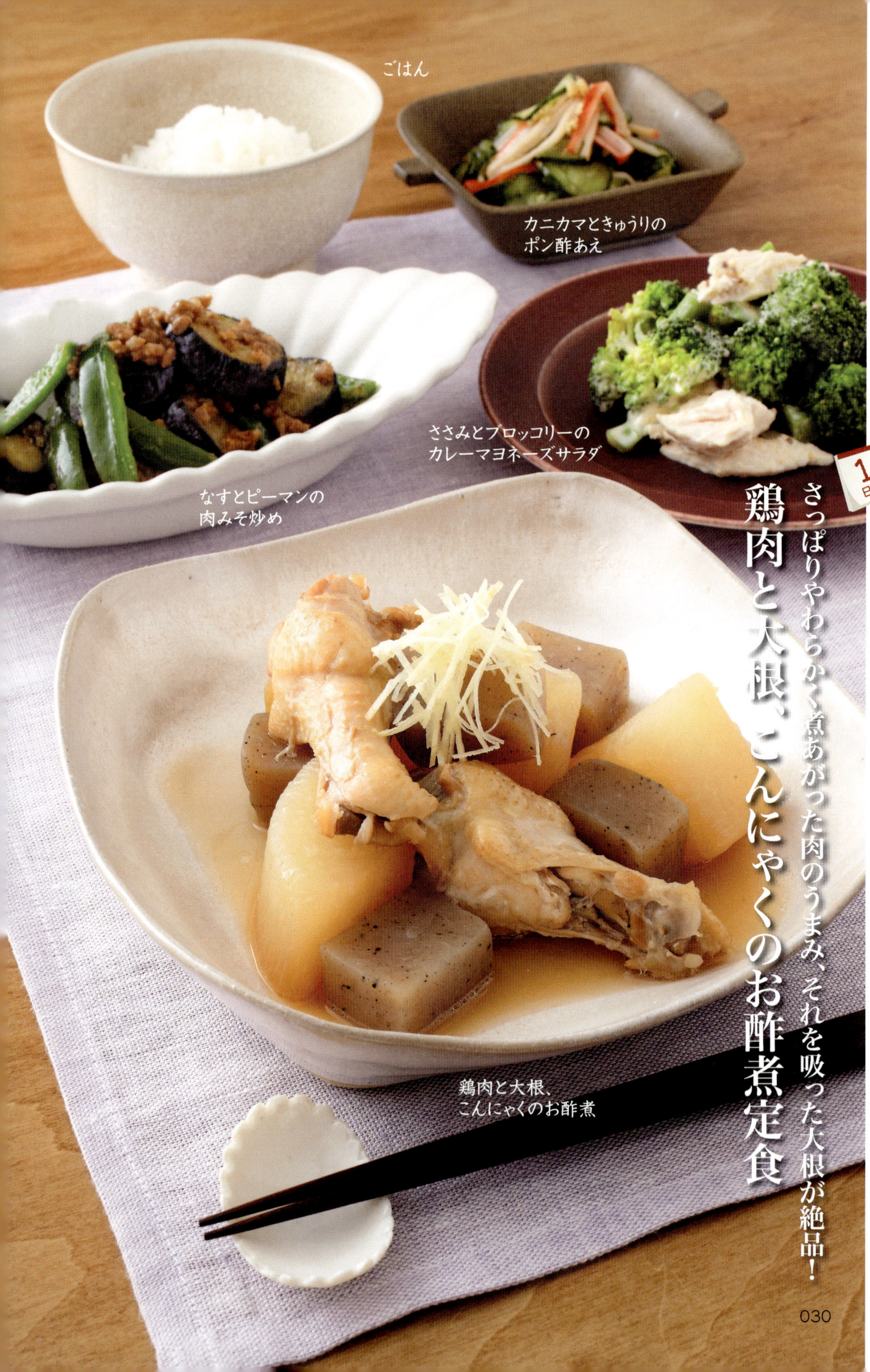
ごはん
カニカマときゅうりのポン酢あえ
ささみとブロッコリーのカレーマヨネーズサラダ
なすとピーマンの肉みそ炒め
鶏肉と大根、こんにゃくのお酢煮

なすとピーマンの肉みそ炒め

材料（1人分）

糖質 4.1g 99kcal

なす…1本（80g）
ピーマン…1個（30g）
★肉みそ（P27）…20g
水…大さじ1（15ml）
ごま油…小さじ1（4g）

作り方

1 なすは1cm幅の輪切りにする。ピーマンは半分に切って種をとり、縦4等分に切る。

2 フライパンにごま油を熱し、1を炒める。

3 2に水と肉みそを入れて味をからめる。

ささみとブロッコリーのカレーマヨネーズサラダ

材料（1人分）

糖質 1.0g 86kcal

鶏ささみ…1/2本（25g）
ブロッコリー…1/4株（50g）
A マヨネーズ…大さじ1（12g）
　カレー粉…2つまみ
　しょうゆ…数滴
　粒マスタード…小さじ1/6
塩・こしょう…各少々

作り方

1 ブロッコリーは小房に分け、さっとゆでてざるにとる。同じ湯でささみもゆでる。粗熱がとれたら、手で食べやすい大きさにさく。

2 ボウルに1を入れ、合わせたAを入れてあえ、塩、こしょうで味をととのえる。

鶏肉と大根、こんにゃくのお酢煮

材料（1人分）

糖質 4.6g 244kcal

鶏手羽元…2本（100g）
大根…3cm（100g）
こんにゃく…60g
A ★にんにくしょうゆ（P27）…大さじ2/3（12g）
　穀物酢…大さじ1/2（7.5g）
　低糖質甘味料…小さじ1/2
　しょうが…1かけ
針しょうが（しょうがを極細に切る）…適宜

作り方

1 手羽元とひと口大に切った大根、こんにゃくを下ゆでする。

2 鍋にAと1、ひたひたの水（分量外）を入れ、おとしぶたをして、水分が4分の1程度になるまで煮る。

3 しょうがを取り出し、器に盛り、針しょうがを飾る。

MEMO

「お酢煮」の鶏肉とこんにゃくは糖質の少ない食材。大根も根菜類の中では、低糖質です。「肉みそ炒め」はみそやみりん、砂糖を使用するため糖質が多いメニューですが、本レシピでは自家製の肉みそを使って糖質をしっかりダウン。

カニカマときゅうりのポン酢あえ

材料（1人分）

糖質 3.1g 24kcal

かに風味かまぼこ…1本（10g）
きゅうり…3/4本（75g）
しょうが（すりおろし）…1g
ポン酢しょうゆ…小さじ1（5g）

作り方

1 きゅうりはうすい輪切りにして、塩もみし（塩は分量外）、水で洗う。かに風味かまぼこは細かく手でほぐす。

2 ボウルに1としょうが、ポン酢を入れて合わせる。

ごはん

ごはん…70g

糖質 25.8g 118kcal

合計

糖質 38.6g 571kcal

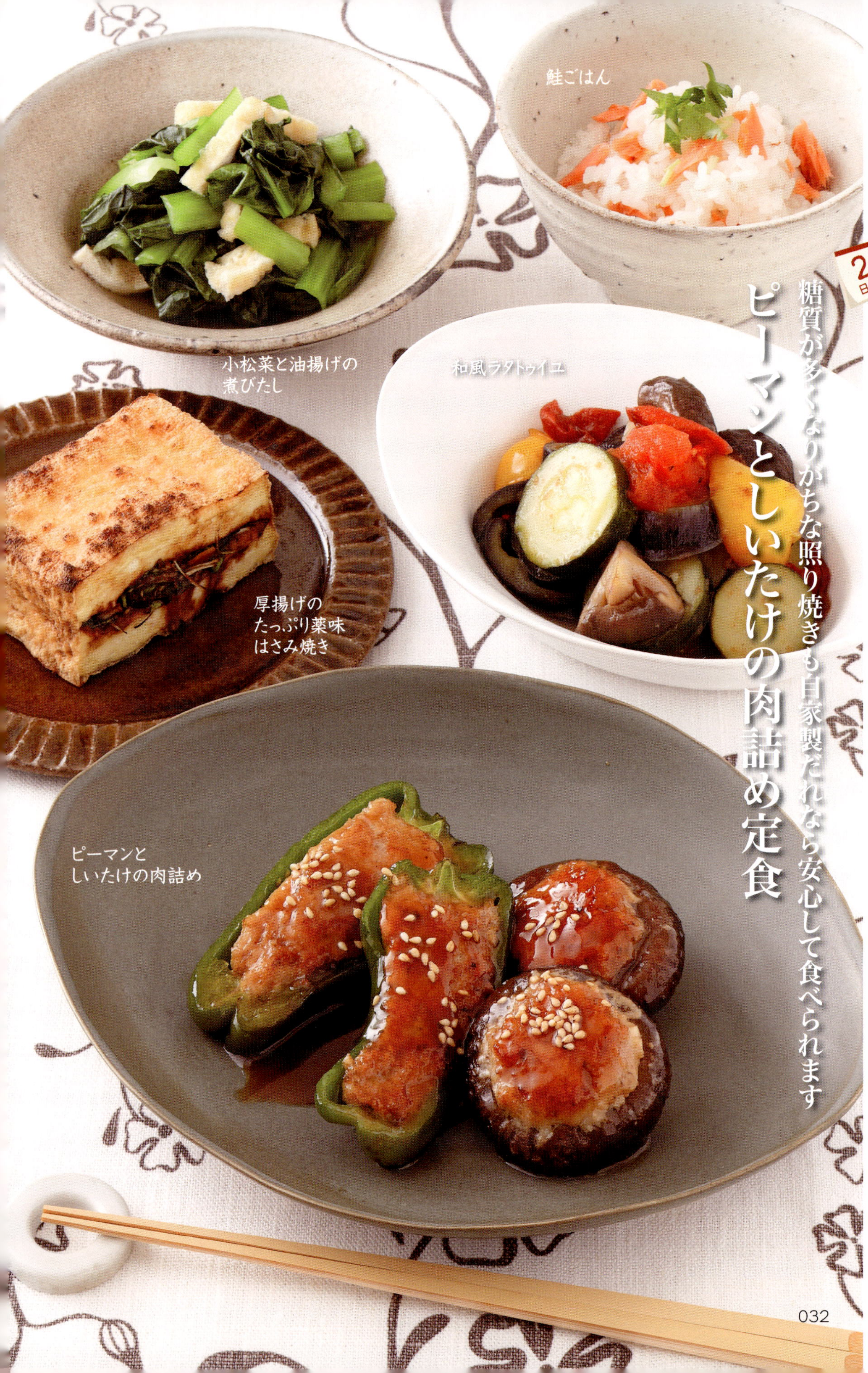
2日目
ピーマンとしいたけの肉詰め定食
糖質が多くなりがちな照り焼きも自家製だれなら安心して食べられます
鮭ごはん
小松菜と油揚げの煮びたし
和風ラタトゥイユ
厚揚げのたっぷり薬味はさみ焼き
ピーマンとしいたけの肉詰め

和風ラタトゥイユ

材料（1人分）

糖質 4.3g 49kcal

なす…1/2本（40g）
ズッキーニ…1/5本（35g）
しいたけ…1〜1 1/2個（15g）
トマト…1/6個（25g）
黄パプリカ…1/2個（15g）
白だし（市販品）…小さじ1弱（5g）
オリーブオイル…小さじ1/2（2g）
塩・こしょう…各少々

作り方

1 なすとズッキーニは1cm幅の輪切り、しいたけは軸をとって十字に4等分に切る。パプリカはひと口大に切る。トマトはざく切りにする。

2 鍋にオリーブオイルを熱し、なすとズッキーニ、しいたけを炒め、しんなりしてきたらトマトと白だしを加えてふたをし、野菜の水分で煮て、塩、こしょうで味をととのえる。

MEMO

「肉詰め」にはつなぎとして小麦粉や片栗粉を入れますが、入れずに作って糖質カット。「厚揚げのはさみ焼き」は低糖質の厚揚げをボリュームたっぷりに仕上げた一品。「ラタトゥイユ」と「煮びたし」は作り置いて冷やしたままで食べてもおいしい常備菜。

合計

糖質 35.2g 532kcal

厚揚げのたっぷり薬味はさみ焼き

材料（1人分）

糖質 0.6g 156kcal

厚揚げ…1/2枚（100g）
かいわれ大根…5g
みょうが…3g
大葉…1枚
★低糖質甜麺醤（テンメンジャン）（P27）…小さじ1/2（3g）

作り方

1 かいわれ大根は1cm長さに切る。みょうがは縦4等分にしてからうす切りにし、大葉はせん切りにする。

2 厚揚げは熱湯にくぐらせて油抜きし、しっかり水けを切る。

3 2に包丁で厚み半分に切り込みを入れ、袋状にする。

4 3に甜麺醤と1をはさんで、両面に焼き目がつくまでグリルで焼く。

鮭ごはん

材料（1人分）

糖質 25.8g 132kcal

白ごはん…70g
三つ葉（2cm長さに切る）…適宜
◎**鮭フレーク**（作りやすい分量）
　甘塩鮭…1切れ（80g）
　焼酎…大さじ1（15g）

作り方

1 鮭は皮をはずす。

2 フライパンにオーブン用シートをしき、1をのせて両面焼いて火を止める。

3 オーブン用シートを外して2の身をほぐしながら骨をとり、再び火をつける。焼酎を加えてアルコールを飛ばしたら火を止める。

4 ボウルにごはんと3を10g分入れて混ぜ合わせ、器に盛り、三つ葉を飾る。

※だし汁をかけてお茶漬けにしてもおいしい

ピーマンとしいたけの肉詰め

材料（1人分）

糖質 3.1g 138kcal

A | 鶏ひき肉…60g
　| しょうゆ…数滴
　| 塩・こしょう…各少々
ピーマン…1個（30g）
しいたけ…大2個（40g）
★照り焼きのたれ（P26）…大さじ1（18g）
ごま油…小さじ1（4g）
　| 片栗粉…小さじ1/3（1g）
　| 水…2mℓ
白いりごま…適宜

作り方

1 ピーマンは縦半分に切って種をとる。しいたけは笠と軸に分け、軸はみじん切りにする。

2 ボウルにしいたけの軸、Aを入れてよく混ぜる。

3 ピーマンとしいたけに2を詰める。

4 フライパンにごま油を熱し、3の肉の面から焼く。両面焼いたら照り焼きのたれを入れる。水溶き片栗粉を加えて、様子を見ながらとろみをつけ、器に盛って、ごまをふる。

小松菜と油揚げの煮びたし

材料（1人分）

糖質 1.4g 57kcal

油揚げ…1/3枚（10g）
小松菜…1/4束（80g）
A | 水…50〜75mℓ
　| 白だし（市販品）…小さじ1（6g）
　| 低糖質甘味料…小さじ1/4
　| しょうゆ…小さじ1/4（1.5g）

作り方

1 油揚げは熱湯にくぐらせて油抜きし、5mm幅に切る。小松菜は3cm長さに切る。

2 鍋にAを入れて火にかけ、沸いてきたら油揚げを入れてふっくらするまで煮、小松菜も加えて5分ほど煮る。

3日目

かじきのトマトバジルソース定食

食べるソースが決め手！淡白＆ヘルシーなかじきを格別のごちそうに

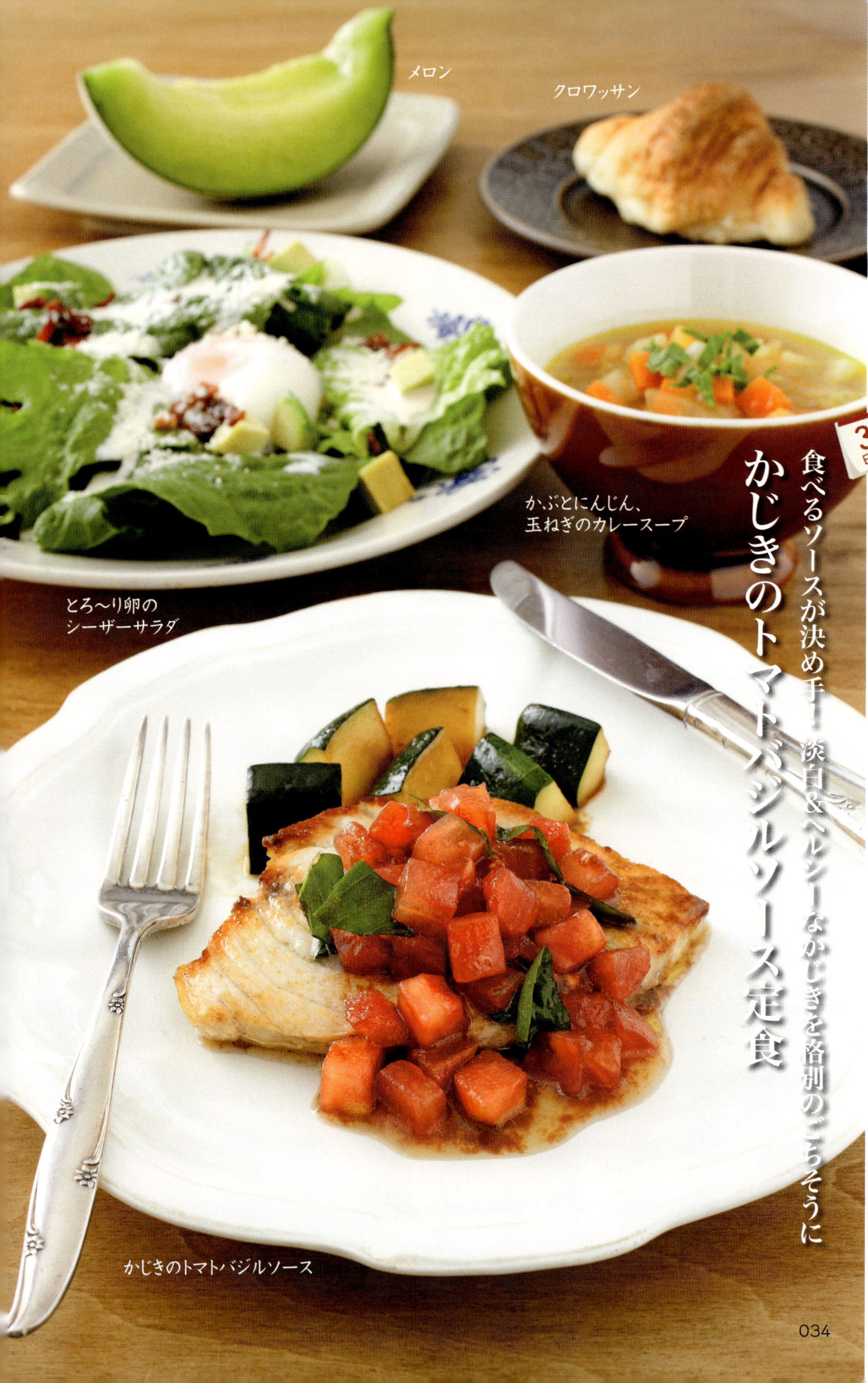

とろ〜り卵のシーザーサラダ

糖質 2.7g 235kcal

材料（1人分）
温泉卵…1個
ベーコン…1/2枚（10g）
ロメインレタス（サニーレタスでも代用可）…2枚（50g）
アボカド…1/4個（25g）
A マヨネーズ…大さじ1（12g）
　アンチョビペースト…1g
　穀物酢…小さじ1（5g）
粉チーズ…小さじ2（4g）

作り方
1 ロメインレタスは手で大きめのひと口大にちぎる。アボカドは1cm角に切る。ベーコンは5mm幅に切る。
2 フライパンを熱してベーコンを入れ、ペーパータオルで出た脂をふきながらこんがり焼く。
3 器にロメインレタス、アボカド、ベーコンを盛りつけ、合わせたAをかけ、温泉卵を中央にのせ、粉チーズをふる。

※あらびき黒こしょうをふってもおいしい

温泉卵の作り方（1個分）
小鍋に卵がつかる程度の湯を沸騰させて火を止め、常温にもどした卵を入れてふたをして15分置けば、とろとろの温泉卵ができます。

かぶとにんじん、玉ねぎのカレースープ

糖質 6.8g 56kcal

材料（1人分）
かぶ（根）…小1個（50g）
にんじん…1/4本（30g）
玉ねぎ…1/5個（40g）
水…150ml
コンソメ（顆粒）…1g
カレー粉…2〜3つまみ
塩・こしょう…各少々
オリーブオイル…小さじ1/2（2g）
かぶの葉（みじん切り）…適宜

作り方
1 かぶとにんじんは1cmの角切り、玉ねぎは半分に切ってからスライスする。
2 鍋にオリーブオイルを熱し、玉ねぎがしんなりするまで炒める。
3 **2**ににんじん、水、コンソメを加えて煮込み、にんじんがやわらかくなったらかぶを入れ、カレー粉を加え、塩、こしょうで味をととのえる。
4 器に**3**を盛りつけ、かぶの葉を飾る。

MEMO
「トマトバジルソース」で使用しているバルサミコ酢。高糖質なぶどうが原材料ですが、バルサミコ酢自体の糖質はしょうゆと同程度の低糖質調味料。「カレースープ」は、カレールウと違って、使用量も少なくて糖質量が極端に増えずにすむ“カレー粉”を使います。

かじきのトマトバジルソース

糖質 2.4g 211kcal

材料（1人分）
かじきまぐろ…1切れ（100g）
ズッキーニ…1/5本（30g）
トマト…1/3個（50g）
フレッシュバジル…1〜2枚
塩・こしょう…各適量
オリーブオイル…小さじ1/2（2g）
A オリーブオイル…小さじ1（4g）
　バルサミコ酢…小さじ1/2（2.5g）
　塩・こしょう…各少々

作り方
1 かじきは軽く塩をふって10分ほどしたら水けをふき、さらに塩、こしょうをふる。ズッキーニはひと口大にする。トマトは湯むきして粗熱をとり、1cm角に切る。
2 ボウルにトマトとAを合わせ、手でちぎったバジルを入れる。
3 フライパンにオリーブオイルを熱し、かじきを両面焼く。フライパンの端でズッキーニを焼き、塩、こしょうで味をととのえる。
4 器に**3**を盛りつけ、かじきに**2**をかける。

クロワッサン

クロワッサン（ミニタイプ）…1個（40g）

糖質 16.9g 179kcal

メロン

メロン（皮つき）…1/8個（150g）

糖質 7.3g 32kcal

合計
糖質 36.1g 713kcal

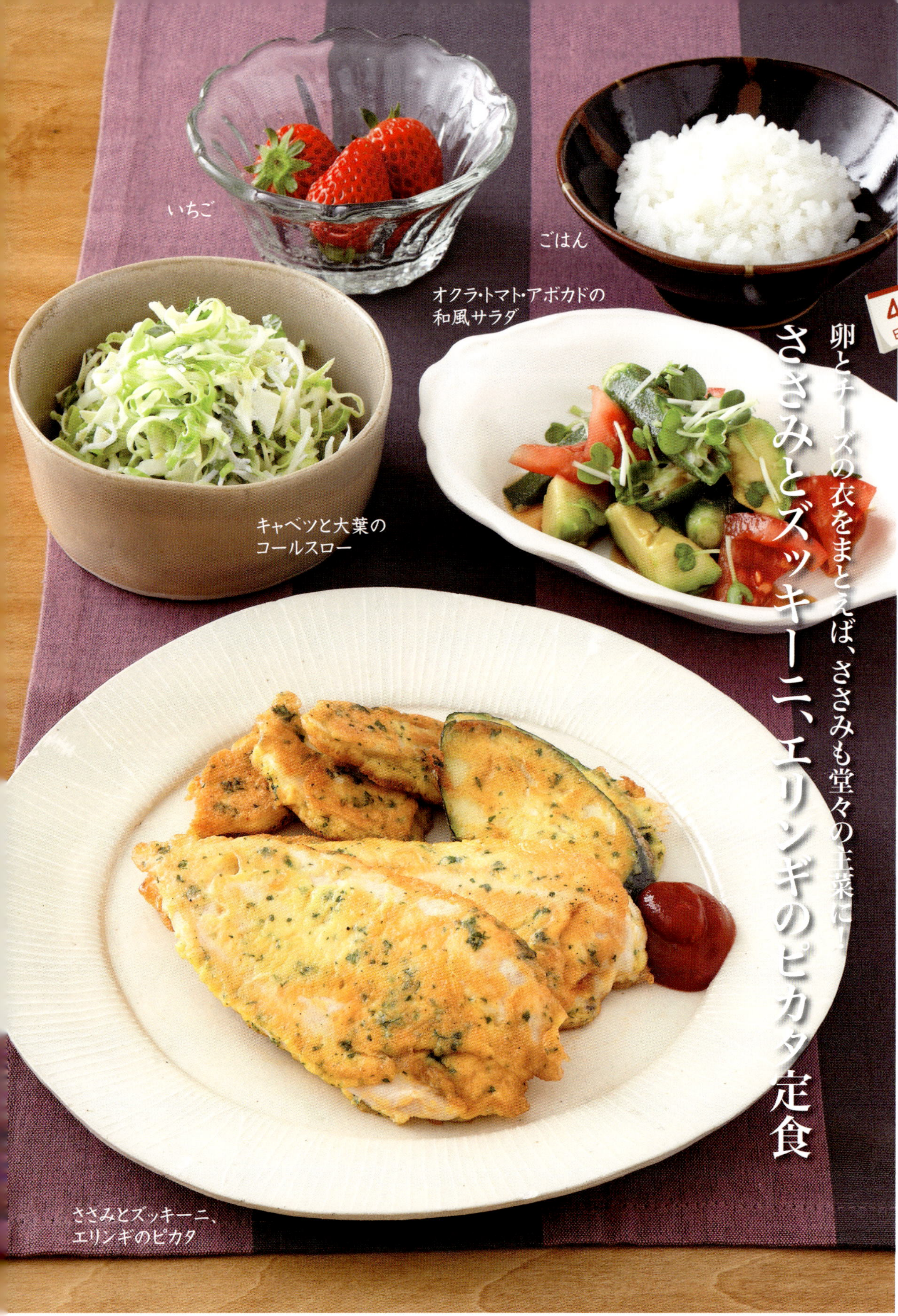

いちご
ごはん
オクラ・トマト・アボカドの
和風サラダ
キャベツと大葉の
コールスロー
ささみとズッキーニ、
エリンギのピカタ

4日目

ささみとズッキーニ、エリンギのピカタ定食

卵とチーズの衣をまとえば、ささみも堂々の主菜に！

キャベツと大葉のコールスロー

糖質 2.3g 45kcal

材料（1人分）

キャベツ…1枚（50g）
大葉…1枚
しらす干し…10g
マヨネーズ…大さじ1/2（6g）
穀物酢…小さじ1（5g）

作り方

1 キャベツはせん切りにする。大葉はみじん切りにする。

2 ボウルに 1 としらす、マヨネーズ、酢を入れてあえ、冷蔵庫で味をなじませる。

MEMO

「ピカタ」は小麦粉をまぶしてから卵をつけて焼きますが、ここでは溶き卵にパルメザンチーズを多めに入れて風味よく仕上げています。トマトケチャップは糖質が多いので、かけずにつけて食べるスタイルで。「サラダ」に使っているアボカドは、1個（100g）あたりの糖質含有量が0.9gしかないので、安心して食べることができる果実です。

オクラ・トマト・アボカドの和風サラダ

糖質 4.3g 109kcal

材料（1人分）

オクラ…5本（50g）
トマト…1/3個（50g）
アボカド…1/4個弱（40g）
かいわれ大根（1㎝長さに切る）…適宜
A めんつゆ（3倍濃縮）…大さじ1/2（9g）
穀物酢…小さじ1（5g）

作り方

1 オクラはさっとゆでて粗熱をとり、斜めに2〜3等分に切る。トマトとアボカドはひと口大に切る。

2 器に 1 を盛りつけ、合わせたAをかけ、かいわれ大根をちらす。

ごはん

糖質 25.8g 118kcal

ごはん…70g

いちご

糖質 3.3g 15kcal

いちご…3粒（45g）

ささみとズッキーニ、エリンギのピカタ

糖質 3.3g 280kcal

材料（1人分）

鶏ささみ…2本（100g）
ズッキーニ…1/5本（30g）
エリンギ…1/2本（15g）
溶き卵…2/3個分
粉チーズ…10g
パセリ（みじん切り）…少々
塩・こしょう…各少々
トマトケチャップ…大さじ1/2（9g）
オリーブオイル…大さじ1/2（6g）

作り方

1 ささみは観音開きにして（下写真）、塩、こしょうをふる。ズッキーニは5㎜幅の斜め切りにする。エリンギは縦3等分に切る。

2 ボウルに溶き卵、粉チーズ、パセリを入れて混ぜる。

3 フライパンにオリーブオイルを熱し、1 を 2 にくぐらせて入れ、両面焼く。

4 器に 3 を盛りつけ、トマトケチャップを添える。

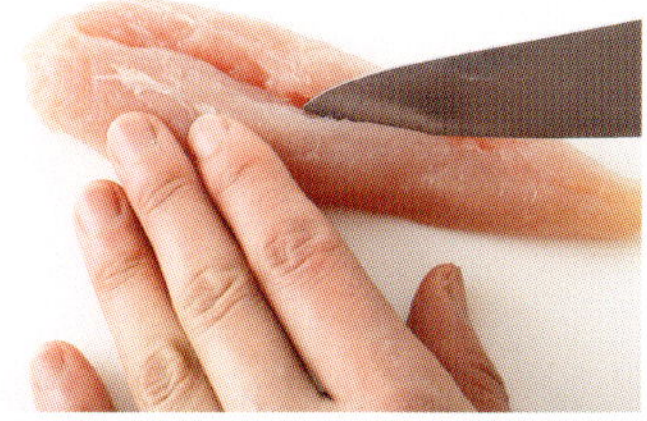

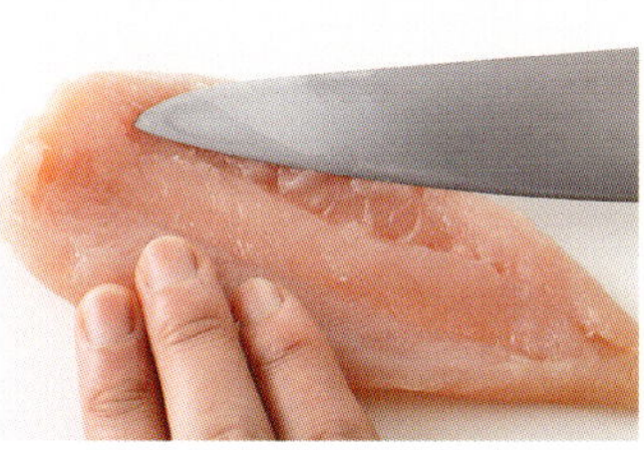

ささみの中央に厚みの半分程度まで包丁で切り込みを入れ、左右に厚みをそぐように切り開いていきます

合計

糖質 39.0g 567kcal

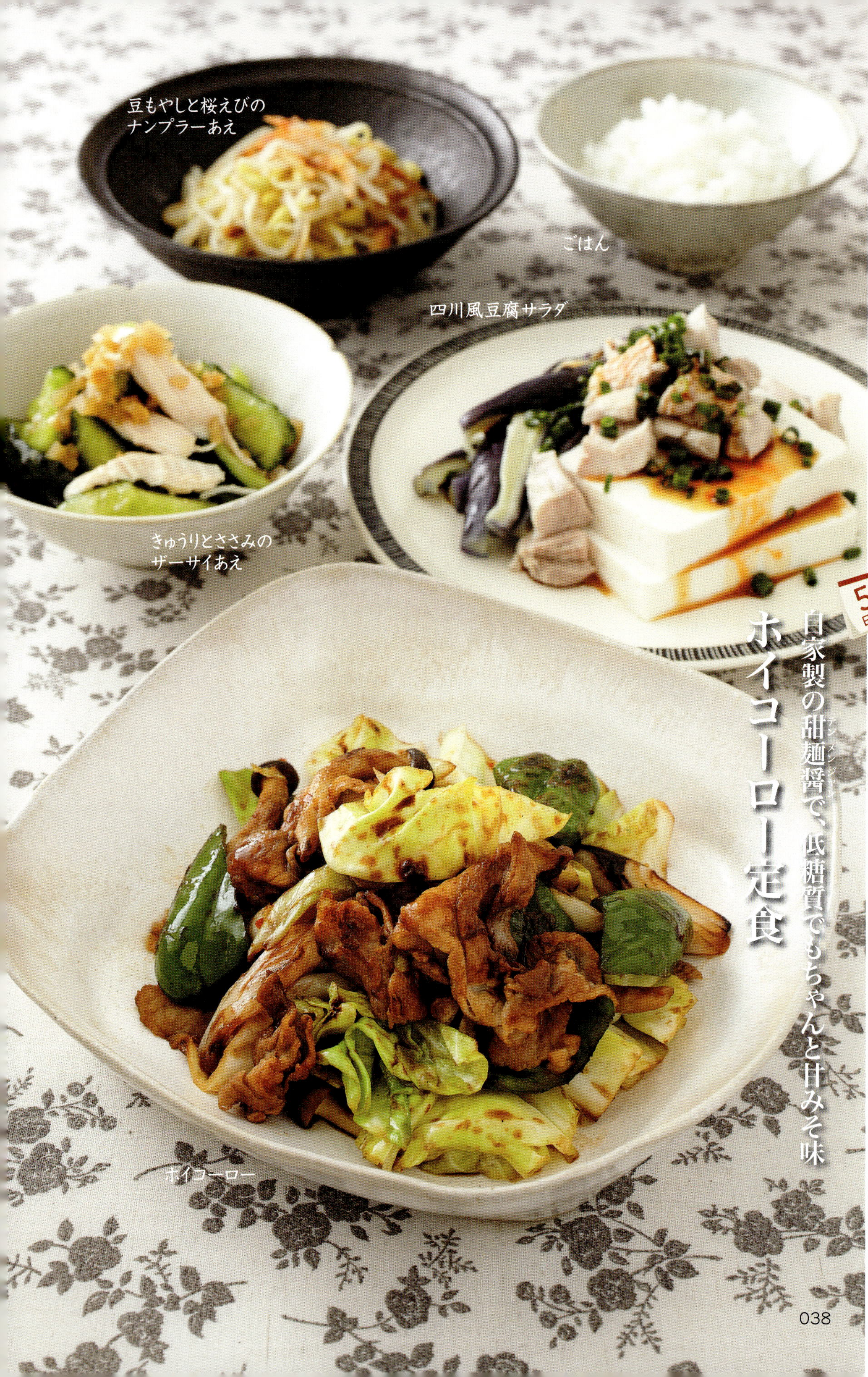
豆もやしと桜えびの
ナンプラーあえ
ごはん
四川風豆腐サラダ
きゅうりとささみの
ザーサイあえ
ホイコーロー

5日目

ホイコーロー定食

自家製の甜麺醤(テンメンジャン)で、低糖質でもちゃんと甘みそ味

きゅうりとささみのザーサイあえ

糖質 1.2g 37kcal

材料（1人分）

- 鶏ささみ…小1/2本（20g）
- しょうゆ…数滴
- きゅうり…2/3本（75g）
- ★ザーサイと干しえびのたれ（P27）…10g
- しょうゆ…小さじ1/3（2g）
- 塩・こしょう…各少々

作り方

1 ささみはゆでてからほぐし、しょうゆをまぶして下味をつける。

2 きゅうりはめん棒か包丁でたたき、手でひと口大にちぎる。

3 ボウルに1と2、ザーサイと干しえびのたれ、しょうゆを入れてあえ、塩、こしょうで味をととのえる。

四川風豆腐サラダ

糖質 5.3g 183kcal

材料（1人分）

- 絹豆腐…1/2丁（150g）
- 鶏もも肉（皮なし）…60g
- なす…1本（80g）
- A しょうゆ…小さじ1（6g）
  - 穀物酢…小さじ1/3強（2g）
  - ラー油…1g
  - 中国さんしょう（あれば）…ひとつまみ
- 万能ねぎ（小口切り）…1g

作り方

1 豆腐は横半分に切る。鶏肉はゆで、ゆで汁の中で冷ます。冷めたらひと口大に切る。なすはラップをして電子レンジ（500W）で3分加熱し、粗熱がとれたら縦6〜8等分にさく。

2 器に豆腐を盛りつけ、鶏肉をのせ、横になすを添える。合わせたAをかけて、万能ねぎをちらす。

ホイコーロー

糖質 5.0g 231kcal

材料（1人分）

- 豚こま切れ肉…50g
- 長ねぎ…10cm（20g）
- ピーマン…1個（30g）
- キャベツ…60g
- しめじ…30g
- 塩・こしょう…各少々
- A ★低糖質甜麺醤（テンメンジャン）（P27）…大さじ1/2（9g）
  - 豆板醤（トウバンジャン）…小さじ1/3弱（2g）
- ごま油…小さじ1（4g）

作り方

1 豚肉は塩、こしょうをふる。長ねぎは2cm幅の斜め切りにする。ピーマン、キャベツはひと口大に切る。しめじはひと口大にほぐす。

2 フライパンにごま油を熱し、1を炒め、火が通ったらAを入れて焦げつかないようにさらに炒める。

豆もやしと桜えびのナンプラーあえ

糖質 0.2g 58kcal

材料（1人分）

- 豆もやし…80g
- 桜えび…3g
- A ナンプラー（しょっつる、ニョクマムでも代用可）…小さじ1弱（5g）
  - 穀物酢…小さじ1/2（2.5g）
  - ごま油…小さじ1/2（2g）

作り方

1 豆もやしはさっとゆでて、水けをしっかりしぼる。桜えびはからいりする。

2 ボウルに1とAを入れてあえる。

※ナンプラーが苦手な方は、しょうゆを利用してください

ごはん

糖質 25.8g 118kcal

ごはん…70g

MEMO

「ホイコーロー」は、低糖質甘味料とみその中では糖質の少ない八丁みそを使った自家製の甜麺醤で味つけしています。「豆腐サラダ」は、ボリュームたっぷりのうす味のピリ辛。お酒のおつまみにもよく合います。「ザーサイあえ」の食材はどれも糖質が少ないものを使用。「ナンプラーあえ」のナンプラーは、食欲をかきたてられる独特の風味があり、少量加えるだけでコクとうまみが増すアジアの調味料。低糖質なので、しょうゆ代わりに手軽に使ってみましょう。

合計

糖質 37.5g 627kcal

6日目

ごま油でこうばしく焼き上げて

パリパリ皮の油淋鶏（ユーリンチー）風定食

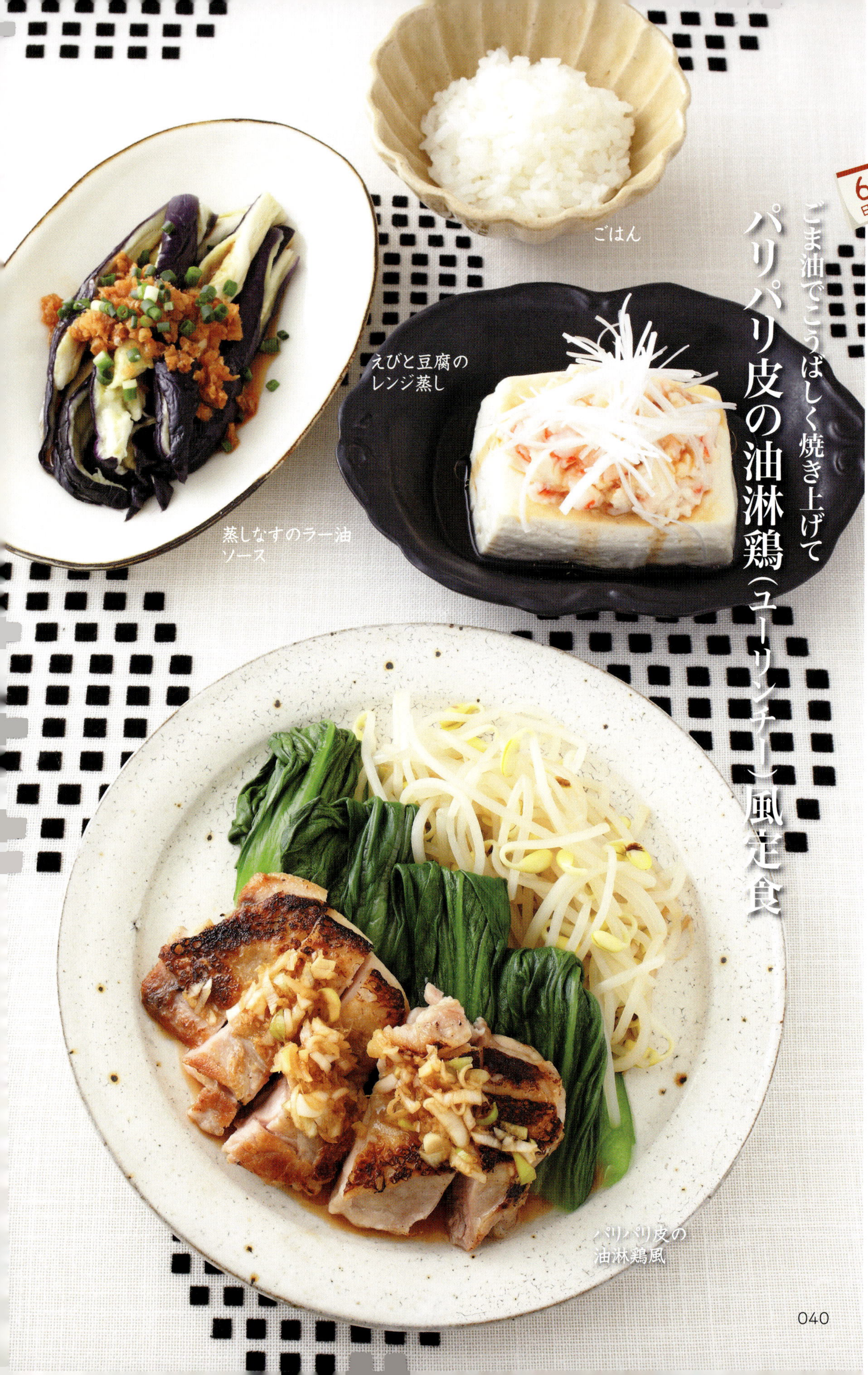
ごはん
えびと豆腐の
レンジ蒸し
蒸しなすのラー油
ソース
パリパリ皮の
油淋鶏風

蒸しなすのラー油ソース

材料（1人分）

糖質 3.1g 66kcal

なす…1本(80g)
干しえび…3g
万能ねぎ(小口切り)…1g
A しょうゆ…小さじ2/3(4g)
　穀物酢…小さじ2/3(4g)
　花椒粉(ホワジャオ)(あれば)…ひとつまみ
　ラー油…小さじ1/2(2g)
ごま油…小さじ1/2(2g)

作り方

1 なすをラップに包んで、電子レンジ(500W)で3分程度加熱する。冷めたら手で縦に6～8等分にさく。干しえびはぬるま湯でもどし、みじん切りにする。

2 フライパンにごま油を熱し、弱火で干しえびを炒める。

3 ボウルに2とAを入れて合わせる。

4 器になすを盛りつけ、3をかけ、万能ねぎをちらす。

ごはん

ごはん…70g

糖質 25.8g 118kcal

えびと豆腐のレンジ蒸し

材料（1人分）

糖質 4.1g 158kcal

えび(ブラックタイガー)…2尾(35g)
木綿豆腐…1/2丁(150g)
長ねぎ…10cm(20g)
A 片栗粉…小さじ1/3(1g)
　塩・こしょう…各少々
しょうゆ…小さじ2/3(4g)
ごま油…小さじ1/2(2g)

作り方

1 豆腐は水切りする。えびは殻をむいて背わたをとり、片栗粉(分量外)と酒(分量外)で洗ったら、粗いみじん切りにする。長ねぎの外側はせん切りにして白髪ねぎにし、内側はみじん切りにする。

2 ボウルに大きめのスプーンで中央をひとすくいした豆腐(下写真)、えび、長ねぎのみじん切り、Aを合わせる。

3 豆腐を耐熱皿にのせ、くぼみに2をのせたら、ふんわりとラップをして、電子レンジ(500W)で様子を見ながら3分程度加熱する。

4 3にごま油としょうゆをかけ、白髪ねぎをのせる。

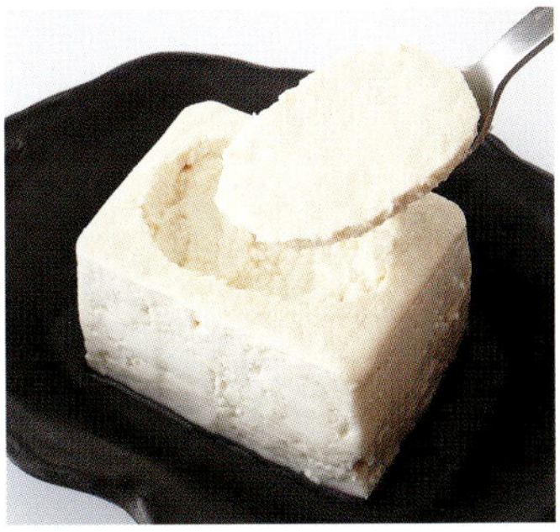

すくいあげた豆腐は具材と合わせ、くぼみにつめて豆腐を「器」代わりに

パリパリ皮の油淋鶏(ユーリンチー)風

材料（1人分）

糖質 2.3g 216kcal

鶏もも肉(皮つき)…100g
豆もやし…60g
チンゲン菜…60g
塩・こしょう…各少々
A 長ねぎ(みじん切り)…5g
　しょうが(すりおろし)…2g
　しょうゆ…大さじ1/2(9g)
　穀物酢…大さじ1/2(7.5g)
　低糖質甘味料…小さじ1/3
　ごま油…小さじ1/3

作り方

1 豆もやしとチンゲン菜はさっとゆでて、器に盛りつける。

2 鶏肉はすじ切りをして、塩、こしょうをふる。

3 フライパンに皮を下にして2を焼き、皮がパリパリになったらひっくり返して火を通す。

4 1に4～5等分に切った3をのせ、合わせたAをかける。

MEMO

「油淋鶏風」は小麦粉をまぶして揚げずに、皮をパリパリに焼いただけにし、糖質オフとカロリーダウン。「ラー油ソース」は、干しえびにラー油、穀物酢を合わせて低糖質ながら、うまみが凝縮したピリ辛ソースに仕上げています。

合計

糖質 35.3g 558kcal

アスパラつくねの温玉ソース・さばの塩焼き定食

アスパラを芯にして丸めたつくね。添えるソースがとても合う！

7日目

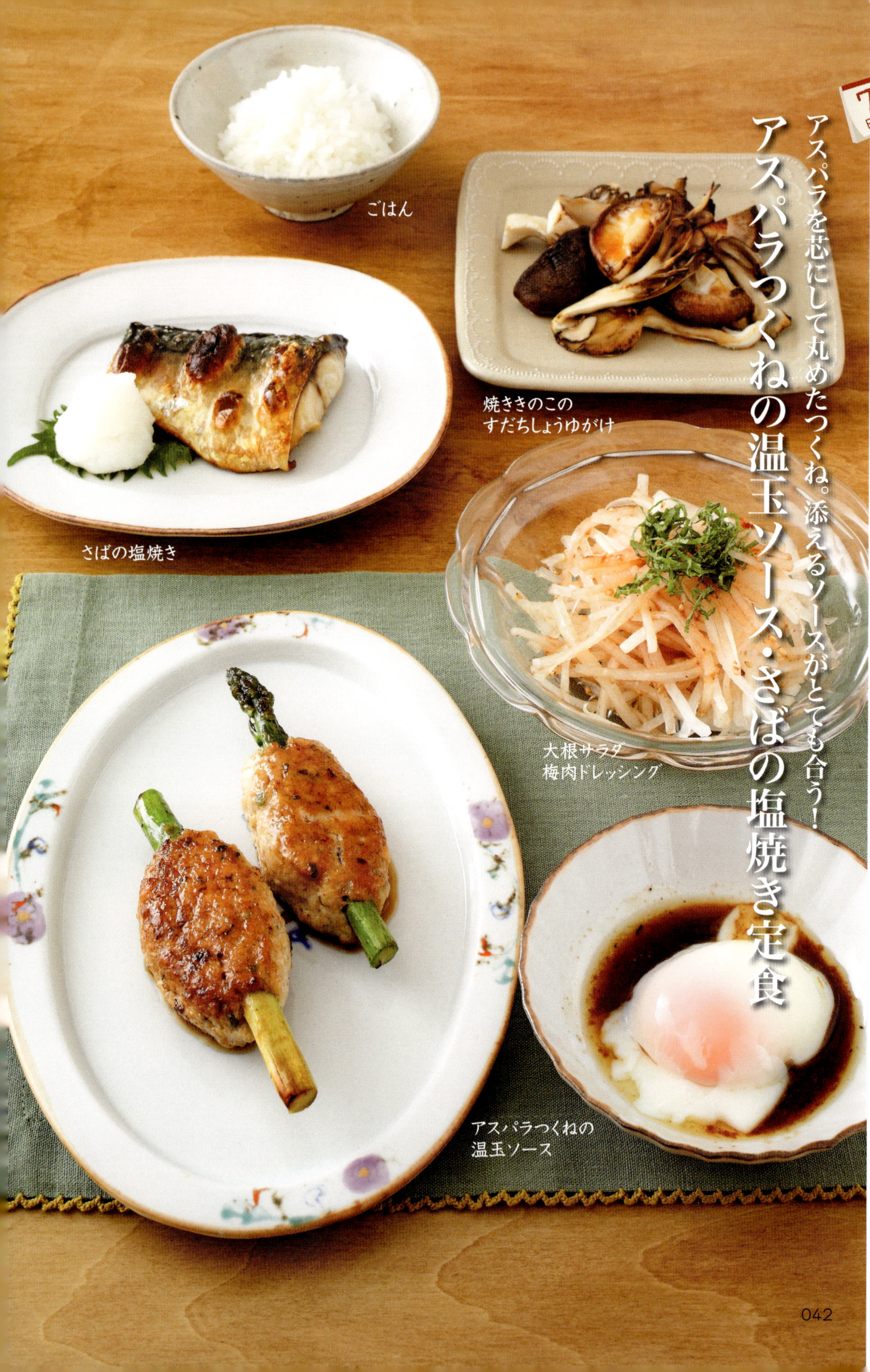

ごはん

焼ききのこの
すだちしょうゆがけ

さばの塩焼き

大根サラダ
梅肉ドレッシング

アスパラつくねの
温玉ソース

大根サラダ 梅肉ドレッシング

材料（1人分）

糖質 6.2g 49kcal

大根…3cm（100g）
大葉…1枚
A
- ねり梅（梅肉チューブでも代用可）…6g
- ごま油…小さじ1/4（1g）
- めんつゆ（3倍濃縮）…小さじ1（6g）
- かつお節…少々
- 白いりごま…小さじ1/4

作り方

1 大根と大葉はせん切りにする。

2 ボウルにAを入れて混ぜ合わせ、大根を入れてあえる。

3 器に2を盛りつけ、大葉をのせる。

MEMO

糖質ほぼゼロの鶏ひき肉をたっぷり使った「つくね」。豆腐を混ぜたり、アスパラに巻きつけて食べごたえを出しています。「塩焼き」にしたさばは低糖質で、動脈硬化予防につながるEPA、DHAという不飽和脂肪酸が豊富です。

さばの塩焼き

材料（1人分）

糖質 0.6g 155kcal

さば…1切れ（75g）
大根おろし…30g
大葉…1枚
塩…少々

作り方

1 さばは塩をふってグリルで焼く。

2 器に1を盛り、大葉と大根おろしを添える。

焼ききのこのすだちしょうゆがけ

材料（1人分）

糖質 0.8g 14kcal

しいたけ…2～3個（30g）
まいたけ…1/2パック（40g）
A
- しょうゆ…小さじ1/3（2g）
- すだちのしぼり汁（穀物酢でも代用可）…小さじ1/2弱（2g）

作り方

1 しいたけは軸をとり半分に切る。まいたけはひと口大にさく。

2 1をグリルで（もしくはフライパンに油をひかずに）焼く。

3 器に2を盛りつけ、合わせたAをかける。

ごはん

糖質 25.8g 118kcal

ごはん…70g

アスパラつくねの温玉ソース

材料（1人分）

糖質 2.7g 262kcal

A
- 鶏ひき肉…90g
- 絹豆腐…35g
- 大葉（みじん切り）…1枚
- しょうゆ…小さじ1/4（1.5g）
- 塩・こしょう…各少々

グリーンアスパラガス…1本（20g）
温泉卵（P35）…1個
★照り焼きのたれ（P26）…大さじ1 1/2（27g）
ごま油…小さじ1（4g）

作り方

1 アスパラガスは下のほうの皮をピーラーでむき、半分に切る。

2 ボウルにAを入れてよく混ぜ合わせ、つくねのたねを作る。

3 2を2つに分けて手に油（分量外）をつけて、1の中央部を包むように小判形に成形する（下写真）。

4 フライパンにごま油を熱し、3を焼く。両面に焼き色がついたら照り焼きのたれを入れ、味をからませる。

5 器に4を盛りつけ、別の小さな器にフライパンに残ったたれと温泉卵を入れて添える。

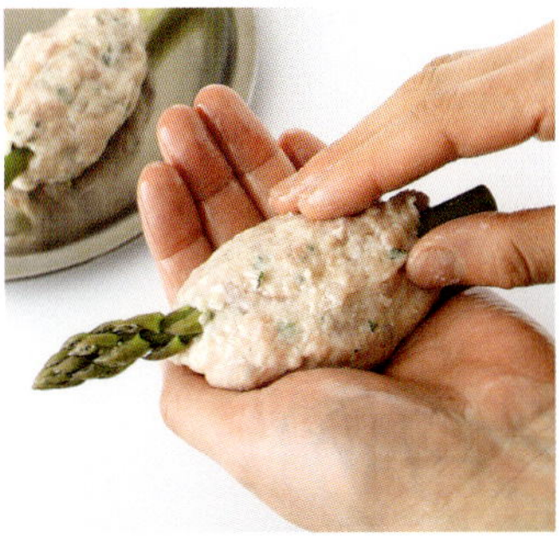

手に油をつけることで、たねが手にくっつかずきれいに成形することができます

合計

糖質 36.1g 598kcal

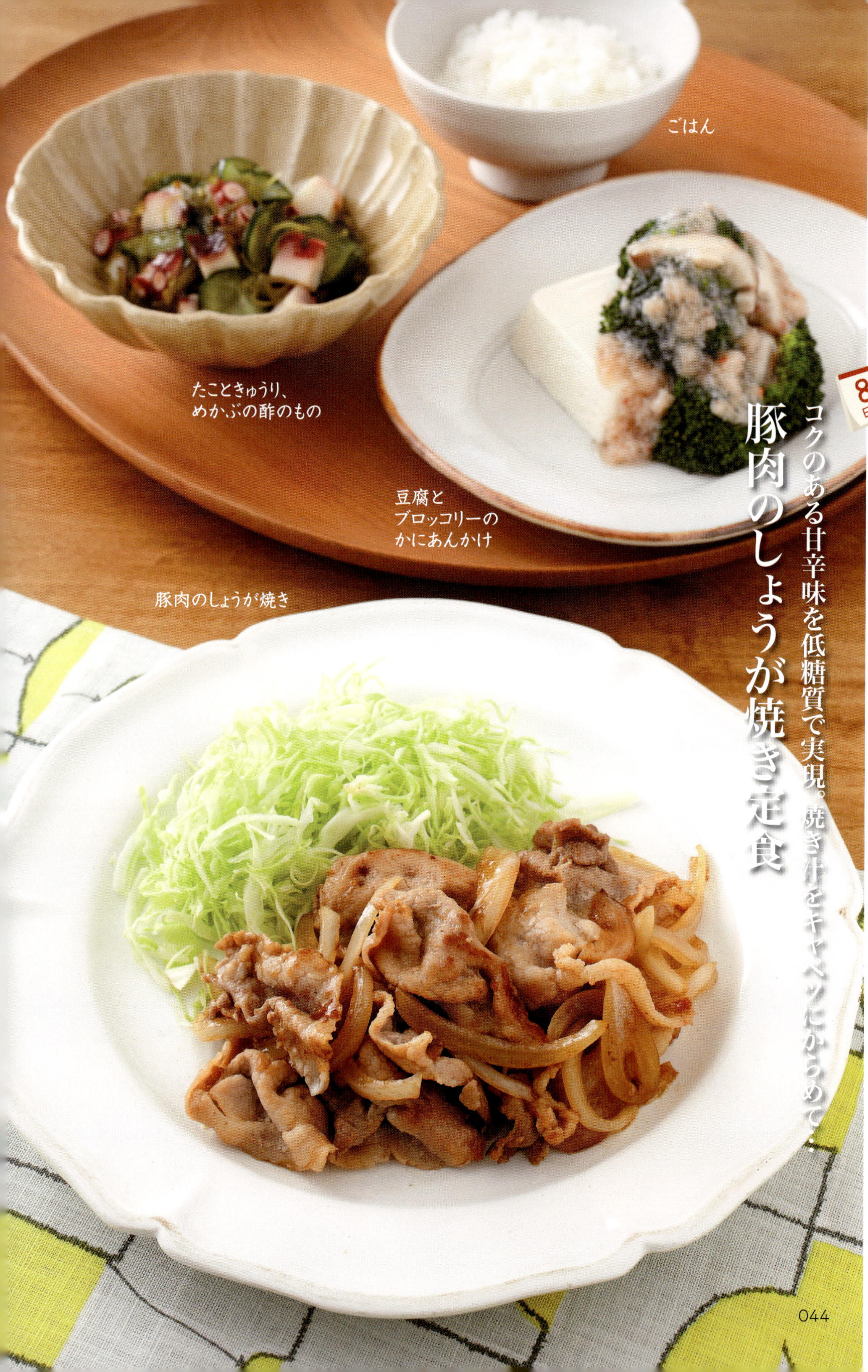

8日目

豚肉のしょうが焼き定食

コクのある甘辛味を低糖質で実現。焼き汁をキャベツにからめて…

ごはん

たことさゅうり、めかぶの酢のもの

豆腐とブロッコリーのかにあんかけ

豚肉のしょうが焼き

たことぎゅうり、めかぶの酢のもの

材料（1人分）

糖質 1.4g 36kcal

たこ（ゆで）…25g
きゅうり…1/4本（25g）
めかぶ…25g
ポン酢しょうゆ…小さじ1（5g）
ゆずこしょう…1g

作り方

1 たこは1cm角に切る。きゅうりはうすい輪切りにして塩もみ（塩は分量外）し、水で洗って水けをしぼる。

2 ボウルにめかぶ、1、ポン酢、ゆずこしょうを入れてあえ、器に盛りつける。

豆腐とブロッコリーのかにあんかけ

材料（1人分）

糖質 4.9g 125kcal

絹豆腐（横半分に切る）…1/2丁（150g）
かに缶…身と汁を合わせて30g
ブロッコリー…小房3〜4個（25g）
しいたけ…1/2個（8g）
水…40mℓ
白だし（市販品）…小さじ1/2（3g）
塩…少々
片栗粉…小さじ2/3（2g）
水…小さじ1弱（4mℓ）

作り方

1 ブロッコリーはさっとゆでる。豆腐は熱湯でゆで、水けをしっかり切る。しいたけは3mm幅に切る。

2 鍋にほぐしたかに、かに缶の汁、しいたけ、水、白だしを入れて火にかけ、塩で味をととのえ、様子を見ながら水溶き片栗粉でとろみをつける。

3 器に豆腐とブロッコリーを盛りつけ、2をかける。

豚肉のしょうが焼き

材料（1人分）

糖質 4.2g 207kcal

豚こま切れ肉…100g
玉ねぎ…35g
キャベツ…30g
A しょうが（すりおろし）…5g
片栗粉…小さじ1/6（0.5g）
水…小さじ1（5mℓ）
しょうゆ…大さじ1/2（9g）
低糖質甘味料…小さじ1/2
焼酎…小さじ1/2弱（2g）
オリーブオイル…小さじ1/2（2g）

作り方

1 玉ねぎはうすく切る。キャベツはせん切りにして、器に盛りつける。

2 フライパンにオリーブオイルを熱し、玉ねぎを軽く炒め、豚肉を入れてさらに炒める。豚肉に火が通ったら、合わせたAを入れてからめ、1の器に盛りつける。

ごはん

ごはん…70g

糖質 25.8g 118kcal

MEMO

「しょうが焼き」に入れている玉ねぎは、糖質の多い野菜なので使う量に注意。うす切りにして存在感を増す工夫をしています。「かにあんかけ」のあんのとろみは、通常の水溶き片栗粉よりも片栗粉の量を減らして糖質オフ。少量のとろみでも、かにのうまみを閉じ込めて味に深みを出すことができます。「酢のもの」のたこ、きゅうり、めかぶはどれも低糖質食材。

合計

糖質 36.3g 486kcal

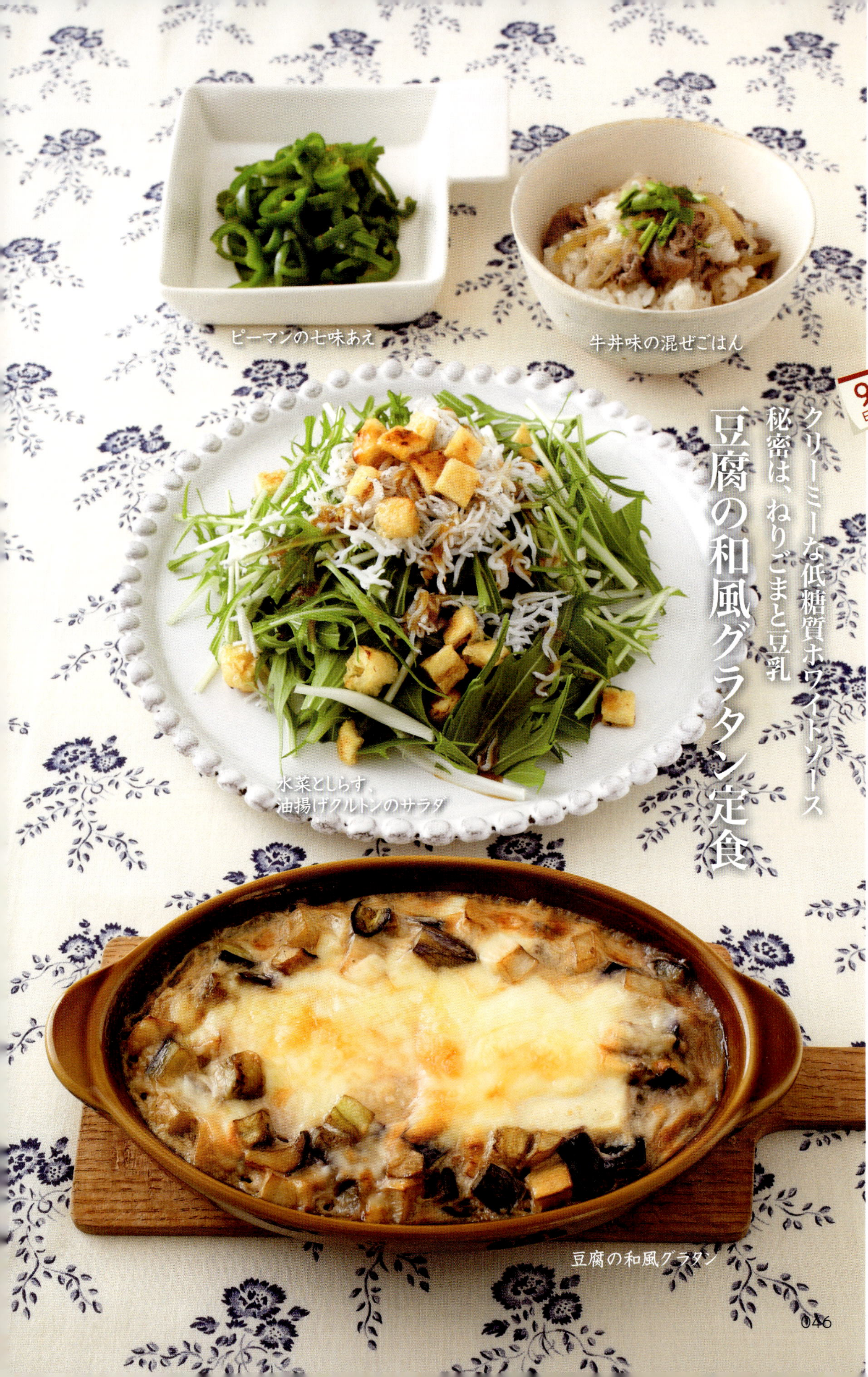

9日目

豆腐の和風グラタン定食

クリーミーな低糖質ホワイトソース
秘密は、ねりごまと豆乳

ピーマンの七味あえ

牛丼味の混ぜごはん

水菜としらす、
油揚げクルトンのサラダ

豆腐の和風グラタン

ピーマンの七味あえ

材料（1人分）

糖質 1.4g
11kcal

ピーマン…1 1/2個（45g）
水…小さじ1（5mℓ）
しょうゆ…小さじ1/4（1.5g）
七味唐辛子…少々

作り方

1 ピーマンは縦半分に切って種をとり、横にせん切りする。

2 フライパンに水と1を入れて熱し、ふたをして蒸し焼きにし、しんなりしたらふたをとって水分を飛ばす。

3 ボウルに2としょうゆを入れて合わせ、器に盛りつけ、七味唐辛子をふる。

MEMO

「グラタン」のホワイトソースは、粉は使わずねりごまと豆乳で代用して糖質カット。「サラダ」のクルトンは、パンの代わりに油揚げをからいり。糖質オフ効果はもちろん、大豆の風味がこうばしく味のアクセントに。「七味あえ」のピーマンは低糖質食材。蒸し焼きにすることで発色もあざやかになります。「混ぜごはん」は糸こんにゃくでかさ増ししています。

合計

糖質 37.1g 485kcal

水菜としらす、油揚げクルトンのサラダ

材料（1人分）

糖質 1.8g
72kcal

水菜…50g
油揚げ…1/3枚（10g）
しらす干し…15g
A ポン酢しょうゆ…小さじ1（5g）
　ゆずこしょう…1g

作り方

1 水菜は4cm程度のざく切りにする。

2 油揚げは1cm角に切り、フライパンでからいりする。

3 ボウルに1とAを入れて合わせ、器に盛りつけ、しらすと2をのせる。

牛丼味の混ぜごはん

材料（1人分）

糖質 26.8g
146kcal

牛肉（切り落とし）…10g
糸こんにゃく…20g
玉ねぎ…10g
A 水…大さじ1（15mℓ）
　しょうゆ…小さじ1/3（2g）
　低糖質甘味料…小さじ1/8
ごはん…70g
せり（2cm長さに切る）…適宜

作り方

1 糸こんにゃくは下ゆでして、2cm長さに切る。玉ねぎはうす切りにする。

2 小鍋にAと1、牛肉を入れて煮る。

3 ボウルにごはんと2を入れて混ぜ、器に盛りつけ、せりをのせる。

※せりの代わりに三つ葉でも

豆腐の和風グラタン

材料（1人分）

糖質 7.1g
256kcal

絹豆腐…1/3丁（100g）
なす…1/2本強（50g）
エリンギ…大1本（40g）
塩・こしょう…各少々
とろけるシュレッドチーズ（とろけるチーズでも代用可）…20g
A 白ねりごま…小さじ2（10g）
　しょうゆ…小さじ1弱（5g）
　低糖質甘味料…小さじ1/3
　無調整豆乳…45mℓ
オリーブオイル…小さじ1/2（2g）

作り方

1 なすとエリンギは1cm角に切る。

2 豆腐はしっかり水切りをして横半分に切り、耐熱皿に並べる。

3 フライパンにオリーブオイルを熱し、1を入れ、塩、こしょうをふって炒める。火が通ったら、2のまわりに加える（下写真）。

4 合わせたAを3にかけ、チーズをのせ、オーブントースターで焼き目がつくまで焼く。

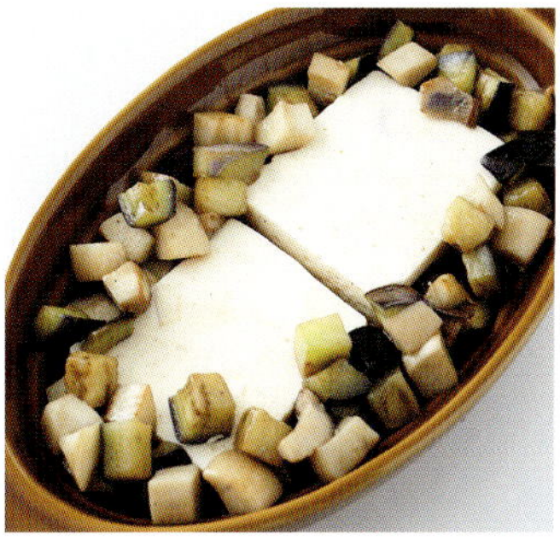

豆腐を中心に、なすとエリンギをまわりにしきつめます

10日目

噛むほどに味わい深いしっとりゆで豚。
たっぷり作り置きして使いまわしたい

ゆで豚のサンチュ巻き定食

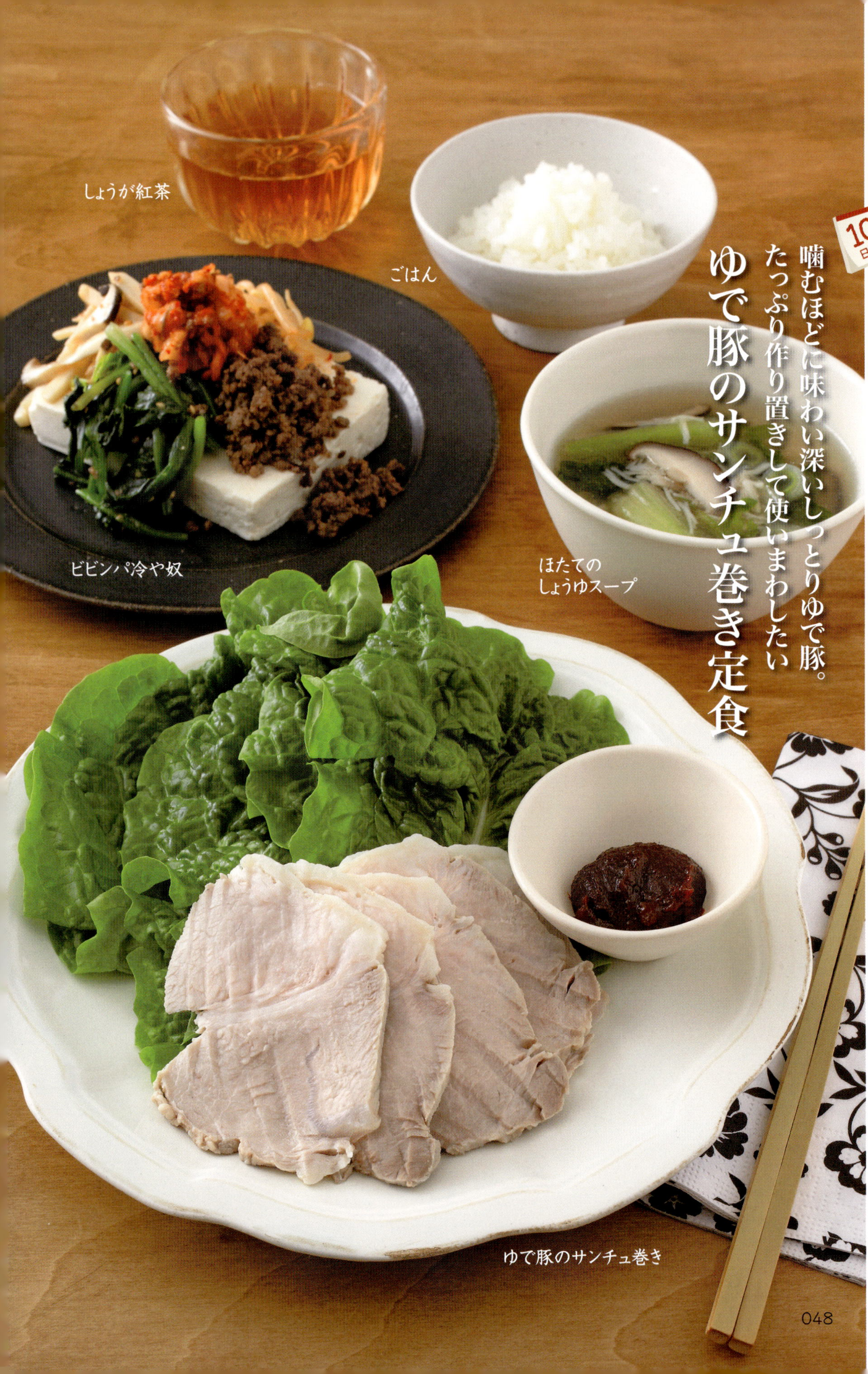
しょうが紅茶
ごはん
ビビンパ冷や奴
ほたての
しょうゆスープ
ゆで豚のサンチュ巻き

ほたての しょうゆスープ

材料（1人分）

糖質 1.7g 58kcal

ほたて缶…貝柱と汁を合わせて35g
しいたけ…小1個（10g）
長ねぎ…5cm（10g）
レタス…1枚（20g）
水…180mℓ
A しょうゆ…小さじ1/4（1.5g）
　塩・こしょう…各少々
ごま油…小さじ1/4（1g）

作り方

1 ほたてはほぐす。しいたけはうす切りにする。長ねぎは小口切りにする。レタスは手でひと口大にちぎる。

2 鍋に水、ほたて缶の汁、しいたけ、長ねぎを入れ、煮立ったらほたてを加える。レタスを加え、Aで味をととのえたら、香りづけのごま油をまわし入れる。

MEMO

「冷や奴」のビビンパは、ごはんにのせて食べると糖質が多くなるので、豆腐にのせて楽しみます。「スープ」のほたてとしいたけは、低糖質食材。うまみたっぷりなので、うすめの味つけでOK。

合計

糖質 37.8g 662kcal

ビビンパ冷や奴

材料（1人分）

糖質 4.3g 242kcal

木綿豆腐（横半分に切る）…1/2丁（150g）
白菜キムチ（市販品）…20g
◎ほうれん草のナムル
ほうれん草…1～1 1/2株（40g）
A 白いりごま…少々
　塩…少々
　ごま油…小さじ1/2（2g）
◎豆もやしのナムル
豆もやし…40g
B 白いりごま…少々
　豆板醤…小さじ1/6（1g）
　しょうゆ…小さじ1/4（1.5g）
　ごま油…小さじ1/4（1g）
◎エリンギのナムル
エリンギ…1本（30g）
ごま油…小さじ1/2（2g）
塩・こしょう…各少々
◎牛肉そぼろ
牛ひき肉…15g
C しょうゆ…小さじ1/3（2g）
　にんにく（すりおろし）…少々
　低糖質甘味料…2つまみ

作り方

1 豆腐は水切りをする。キムチはざく切りにする。

2 ほうれん草のナムルを作る。ほうれん草はさっとゆで、冷水にとり、水けを切って5～6cm長さに切る。ボウルに入れ、合わせたAを加えてあえる。

3 豆もやしのナムルを作る。豆もやしはさっとゆで、水けを切ってボウルに入れ、合わせたBとあえる。

4 エリンギのナムルを作る。エリンギは細切りにする。フライパンにごま油を熱し、エリンギを入れて炒め、塩、こしょうで味をととのえる。

5 牛肉そぼろを作る。フライパンでひき肉を炒め、合わせたCを加え、煮汁がなくなるまで加熱する。

6 器に豆腐をのせ、**2**、**3**、**4**、**5**を盛りつけ、中央にキムチをのせる。

ゆで豚のサンチュ巻き

材料（1人分）

糖質 5.8g 244kcal

豚もも肉（かたまり）…120g
サンチュ（サラダ菜でも代用可）…20g
長ねぎ（青い部分）…適宜
しょうが…適宜
コチュジャン…大さじ2/3（12g）

作り方

1 鍋にたっぷりの湯を沸かし、長ねぎ、しょうが、かたまりのままの豚肉を入れ、10分ほど弱火でゆで、そのまま余熱で火を通し、ゆで汁の中で冷ます。

2 鍋から豚肉を取り出し、3mm幅に切る。

3 器にサンチュと**2**を盛りつけ、コチュジャンを添える。

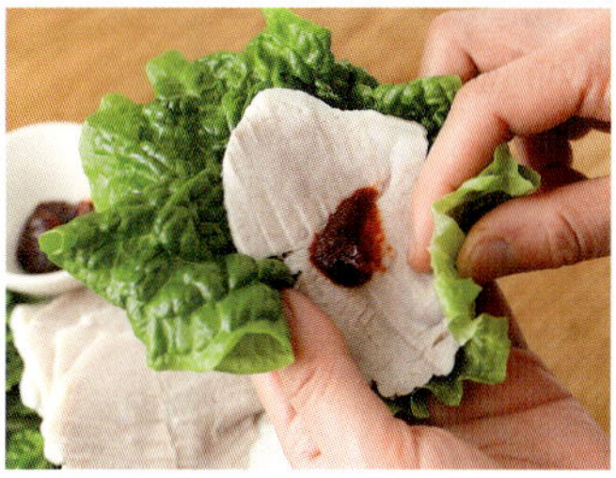

サンチュに豚肉とコチュジャンをのせて、巻いて食べましょう

ごはん

ごはん…70g

糖質 25.8g 118kcal

しょうが紅茶

材料（1人分）

糖質 0.2g 0kcal

紅茶…1杯
しょうが汁…小さじ1/2

作り方

1 カップに紅茶を注ぎ、しょうが汁を加える。

※お好みで低糖質甘味料ひとつまみを加えても

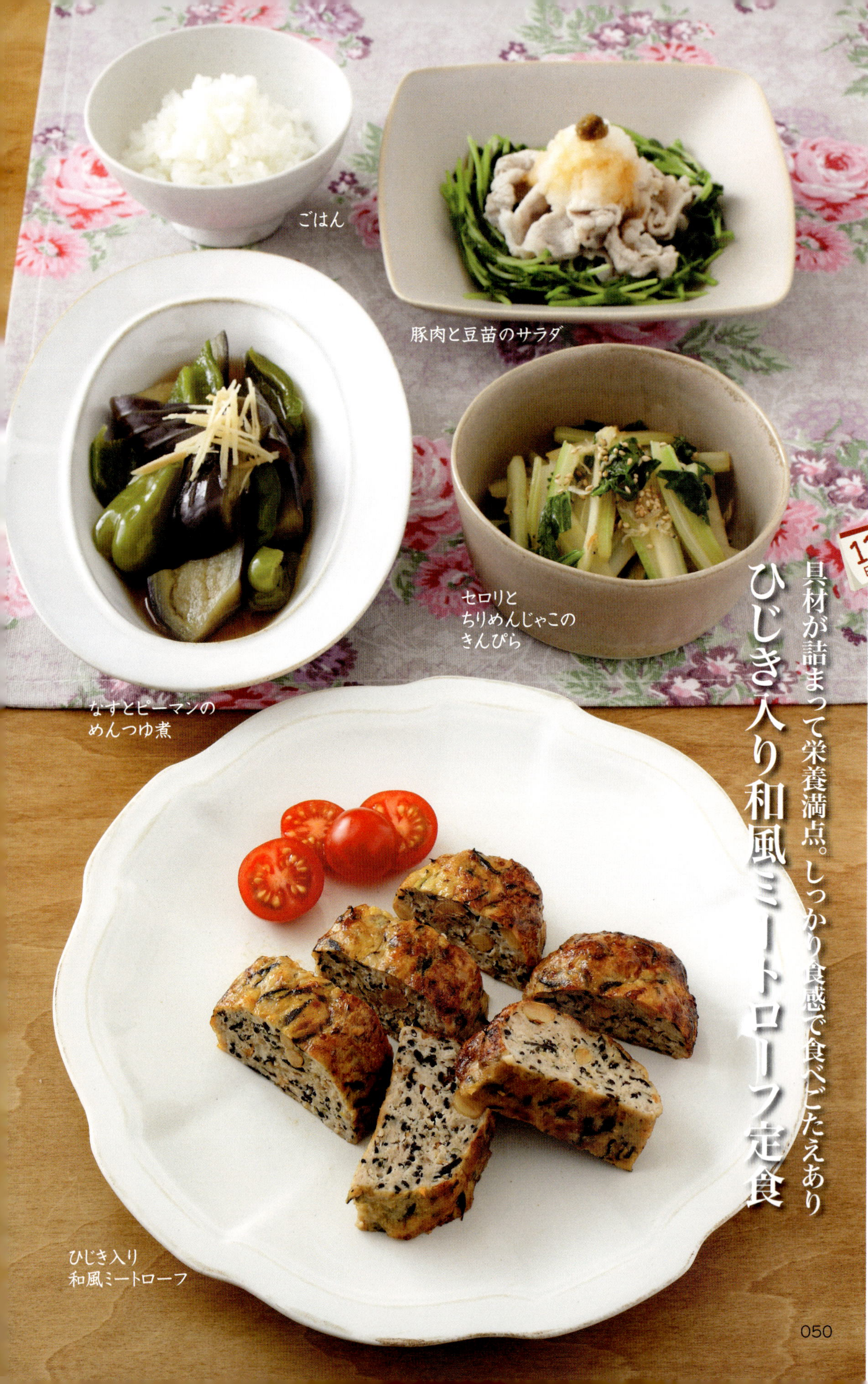
ごはん
豚肉と豆苗のサラダ
セロリと
ちりめんじゃこの
きんぴら
なすとピーマンの
めんつゆ煮
ひじき入り
和風ミートローフ

11日目

ひじき入り和風ミートローフ定食

具材が詰まって栄養満点。しっかり食感で食べごたえあり

セロリとちりめんじゃこのきんぴら

材料（1人分）

糖質 2.5g 45kcal

ちりめんじゃこ…3g
セロリ…100g
白いりごま…小さじ1/6
赤唐辛子…少々
A しょうゆ…小さじ1/2強（4g）
穀物酢…小さじ1弱（4g）
低糖質甘味料…小さじ1/3
ごま油…小さじ1/2（2g）

作り方

1 セロリの芯の部分は5cm長さに切り、さらに縦に短冊切りにする。セロリの葉はざく切りにする。

2 フライパンにごま油と赤唐辛子を入れて熱し、1とじゃこを炒め、セロリに火が通ったらAを加え、汁けがなくなるまで炒める。

3 器に2を盛りつけ、ごまをふる。

MEMO

「ミートローフ」はつなぎの粉を不使用。しっとり感を出すために豆腐をタネに混ぜ込んで、糖質をカットしながらもおいしさを損なわない工夫をしています。「きんぴら」は、にんじんとごぼうで作ると糖質が高くなるため、セロリで代用、さらにみりんを使わずに仕上げて糖質オフ。

なすとピーマンのめんつゆ煮

材料（1人分）

糖質 4.2g 29kcal

なす…1本（80g）
ピーマン…1個（30g）
めんつゆ（3倍濃縮）…大さじ2/3弱（10g）
しょうが（せん切り）…2g

作り方

1 なすは縦半分に切って、斜めに切り目を入れ、さらに3等分に切る。ピーマンは縦半分に切り、種をとって3等分に切る。

2 鍋に1とひたひたの水（分量外）、めんつゆを入れて8分程度煮る。

3 器に2を盛り、しょうがをのせる。

豚肉と豆苗のサラダ

材料（1人分）

糖質 1.7g 113kcal

豚ロース肉（しゃぶしゃぶ用）…30g
豆苗…50g
大根おろし…25g
ゆずこしょう…少々
ポン酢しょうゆ…小さじ1（5g）

作り方

1 豚肉と豆苗はさっとゆでて、粗熱をとる。

2 器に1を盛りつけ、大根おろし、ゆずこしょうをのせ、ポン酢をかける。

ごはん

ごはん…70g

糖質 25.8g 118kcal

ひじき入り和風ミートローフ

材料（1人分）

糖質 4.5g 217kcal

鶏ひき肉…100g
絹豆腐…1/6丁（50g）
にんじん…5g
しいたけ…1～1 1/2個（15g）
大葉…1枚
ひじき（乾燥）…2g
大豆水煮…15g
卵黄…1/4個分
A みそ…大さじ1/2（9g）
卵白…1/4個分
しょうゆ…小さじ1/2（3g）
低糖質甘味料…2つまみ
プチトマト（横半分に切る）…2個（20g）

作り方

1 にんじんとしいたけ、大葉はみじん切りにする。ひじきは水でもどして、水けを切る。

2 ボウルに鶏ひき肉と水切りした豆腐、Aを入れてよく混ぜる。1と大豆を加えてさらによく混ぜる。

3 天板の上にアルミホイルをしいて油（分量外）を少し塗るか、アルミホイルにオーブン用シートを重ねた上に、2を3cm程度の厚みの長方形に成形してのせる。

4 3の表面に卵黄を塗り（下写真）、200度のオーブン（オーブントースターの場合はアルミホイルに包む）で様子を見ながら30分程度焼く。

5 4を6等分にして器に盛り、プチトマトを添える。

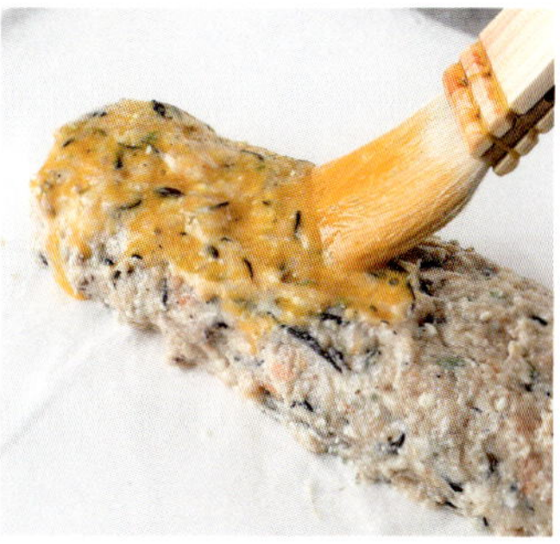

表面にはけでうすく卵黄を塗ることで、焼き上がりにツヤがでます

合計

糖質 38.7g 522kcal

12日目

鶏手羽のポトフ・すずきのイタリアンマヨ焼き定食

美容効果もある低糖質スープをメインに

鶏からしみ出たたっぷりコラーゲンで肌プルプル。

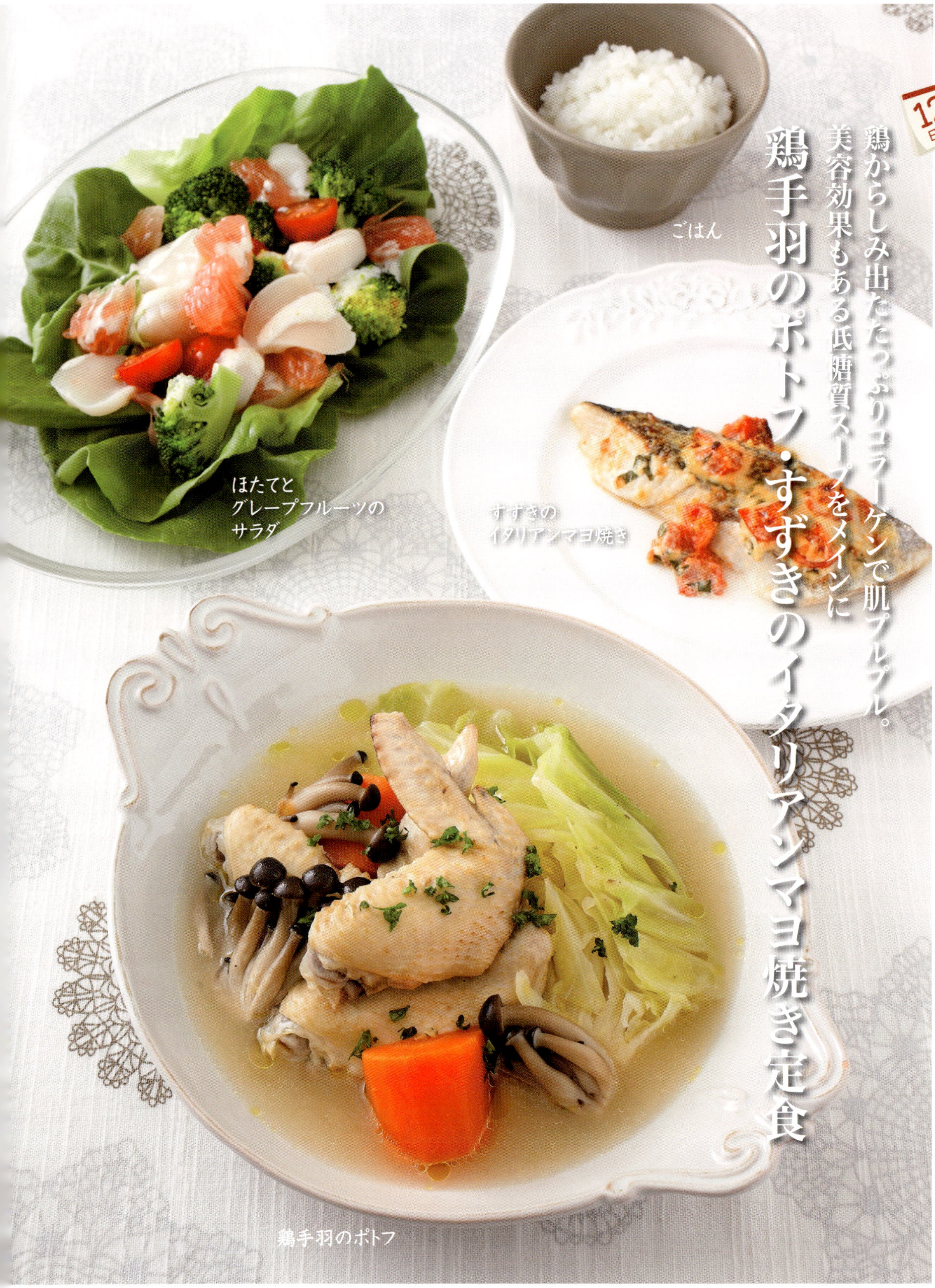
ごはん
ほたてと
グレープフルーツの
サラダ
すずきの
イタリアンマヨ焼き
鶏手羽のポトフ

ほたてとグレープフルーツのサラダ

糖質 6.9g 104kcal

材料（1人分）

ほたて貝柱（刺身用）…小3個（60g）
プチトマト…2個（20g）
ブロッコリー…小房3〜4個（25g）
ピンクグレープフルーツ…40g
サラダ菜…25g
A｜プレーンヨーグルト（無糖）…大さじ1（15g）
　｜穀物酢…小さじ1/2強（3g）
　｜塩・こしょう…各少々
　｜低糖質甘味料…2〜3つまみ
　｜オリーブオイル…小さじ1/2（2g）

作り方

1 ほたては軽くゆがいて粗熱をとり、横半分に切る。プチトマトは横半分に切る。ブロッコリーはさっとゆで、粗熱をとる。グレープフルーツはうす皮をむいて身をほぐす。

2 器にサラダ菜をしき、1を盛りつけ、合わせたAをかける。

※アボカド1/4個を入れてもおいしい

すずきのイタリアンマヨ焼き

糖質 0.8g 131kcal

材料（1人分）

すずき…1切れ（80g）
プチトマト…1個（10g）
フレッシュバジル…1枚
塩・こしょう…各少々
マヨネーズ…大さじ1/2（6g）
粉チーズ…小さじ1（2g）

作り方

1 プチトマトは8等分に切る。バジルは細かく切る。

2 すずきは塩（分量外）をふり、水けをふく。さらに、塩、こしょうをふる。

3 ボウルに1とマヨネーズを合わせて2にのせ、粉チーズをふって、グリル（またはオーブントースター）で8分程度焼く。

鶏手羽のポトフ

糖質 6.2g 217kcal

材料（1人分）

鶏手羽先…3本（135g）
キャベツ…100g
にんじん…1/4本（30g）
しめじ…20g
コンソメ（顆粒）…1.5g
水…300mℓ
塩・あらびき黒こしょう…各少々
オリーブオイル…小さじ1/2（2g）
パセリ（みじん切り）…適宜

作り方

1 キャベツは芯がつながったまま半分に切る。にんじんはひと口大に切る。しめじは手でひと口大にほぐす。

2 手羽先は一度ゆでこぼし（水は分量外）、さらに水から20分煮る。

3 2に1を入れ、コンソメを加えて煮込み、塩、黒こしょうで味をととのえたら、オリーブオイルをまわしかけて火を止める。

4 器に3を盛りつけ、パセリをちらす。

ごはん

ごはん…70g

糖質 25.8g 118kcal

MEMO

「ポトフ」の手羽先は糖質ゼロ。手羽先とたっぷり野菜からだしが出て、うまみのあるスープに。にんじんは糖質が多いので、使える量は少量でも大きめにカットして食べごたえを重視。低糖質のすずきは、味が淡白なので、マヨネーズにバジルとトマトのアレンジを加えたソースで楽しみます。

合計

糖質 39.7g 570kcal

13日目

見た目も量も大満足なレストラン風献立

ロールキャベツ・鯛のハーブ焼き定食

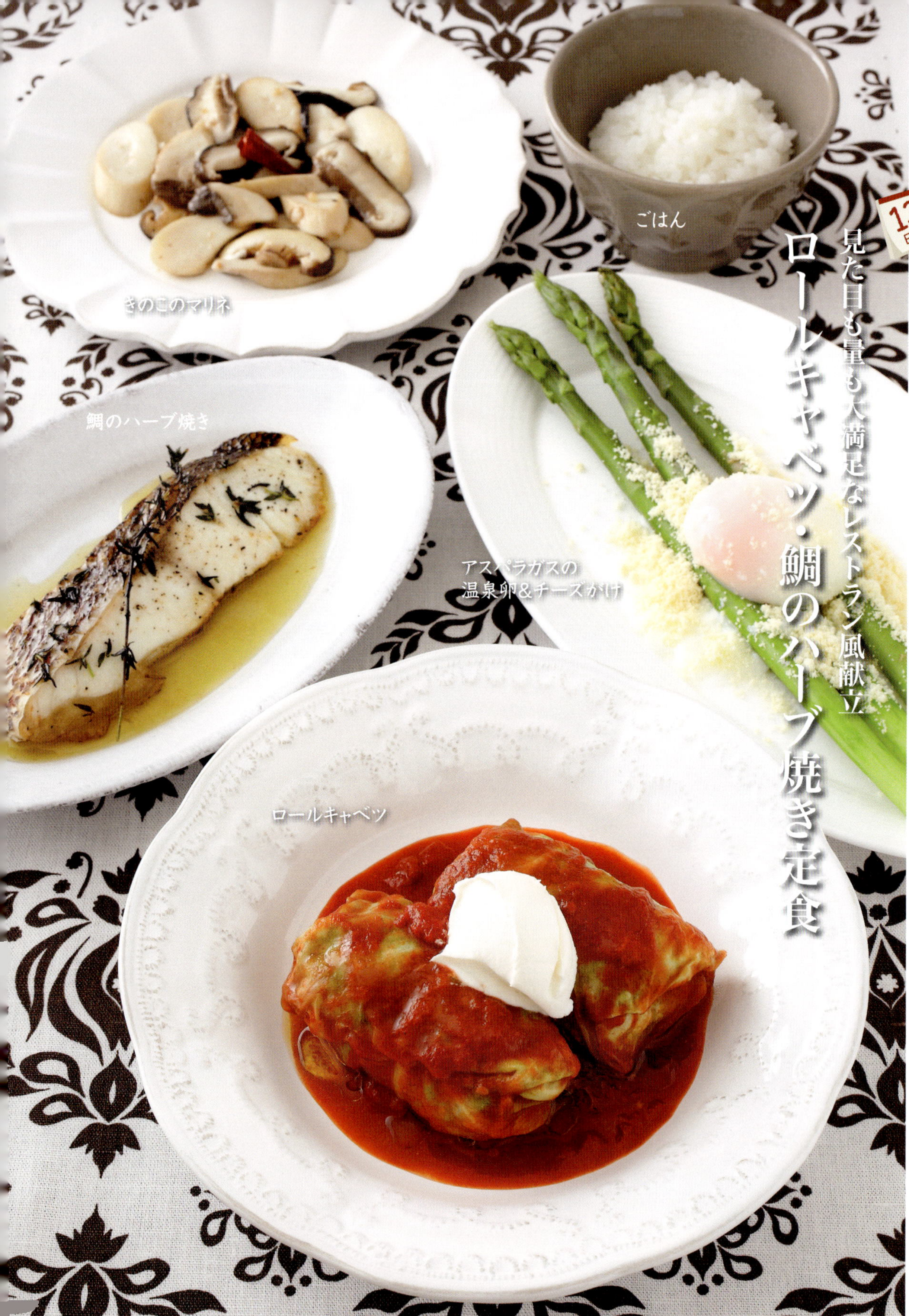

ごはん
きのこのマリネ
鯛のハーブ焼き
アスパラガスの
温泉卵＆チーズがけ
ロールキャベツ

アスパラガスの温泉卵&チーズがけ

糖質 1.8g / 121kcal

材料（1人分）

温泉卵（P35）（半熟の目玉焼きでも代用可）…1個

グリーンアスパラガス…3本（70g）

粉チーズ…大さじ1（6g）

塩・こしょう…各少々

作り方

1 アスパラガスは下のほうの皮をピーラーでむき、長いままゆでで、粗熱をとる。

2 器に**1**を盛りつけ、塩、こしょうをふり、温泉卵をのせて、粉チーズをかける。

ごはん

糖質 25.8g / 118kcal

ごはん…70g

合計

糖質 39.4g 837kcal

鯛のハーブ焼き

糖質 0.1g / 225kcal

材料（1人分）

鯛（切り身）…1切れ（80g）

タイム…1枝

塩・こしょう…各少々

オリーブオイル…大さじ1（12g）

作り方

1 鯛は塩（分量外）をふって水けをふく。

2 **1**に塩、こしょうをふって、耐熱皿に入れてオリーブオイルをまわしかけ、ちぎったタイムをのせて、グリル（もしくはオーブントースター）で様子を見ながら10分程度焼く。

きのこのマリネ

糖質 2.1g / 55kcal

材料（1人分）

しいたけ…3〜4個（40g）

エリンギ…大1本（40g）

赤唐辛子…少々

にんにく（みじん切り）…2g

塩・こしょう…各少々

低糖質甘味料…2つまみ

白ワインビネガー（穀物酢でも代用可）…小さじ1（5g）

オリーブオイル…小さじ1（4g）

作り方

1 しいたけとエリンギは4㎜幅の斜め切りにする。

2 フライパンにオリーブオイルと赤唐辛子、にんにくを熱し、香りが出てきたら**1**を加えて炒め、塩、こしょうをふる。さらに低糖質甘味料と白ワインビネガーを加えて、火を止める。

3 **2**を冷蔵庫で冷やす。

ロールキャベツ

糖質 9.6g / 318kcal

材料（1人分）

豚ひき肉…200g

キャベツ…4枚（200g）

塩・こしょう…各少々

サワークリーム…8g

ホールトマト（缶）…75g

A | コンソメ（顆粒）…1.5g
水…75㎖
塩・こしょう…各少々

作り方

1 キャベツはゆでて粗熱をとる。キャベツの芯は薄くそぎ、切った芯はみじん切りにする。

2 ボウルにひき肉とキャベツの芯のみじん切りを入れ、塩、こしょうを加えてよく混ぜる。

3 **2**を2つに分けてそれぞれたわら形に成形して、キャベツの葉2枚ずつで包む。

4 鍋に**3**の合わせ目を下にして入れ、手でつぶしたホールトマトとAを加えて煮込む。

5 器に**4**を盛りつけ、サワークリームをのせる。

MEMO

トマトソースで煮込んだ「ロールキャベツ」は低糖質なサワークリームをトッピング。まろやかな酸味と見た目の華やかさも加わって、いつものメニューがランクアップします。「ハーブ焼き」は魚全般に幅広く応用可。オリーブオイルはお好みでたっぷり使ってOKです。

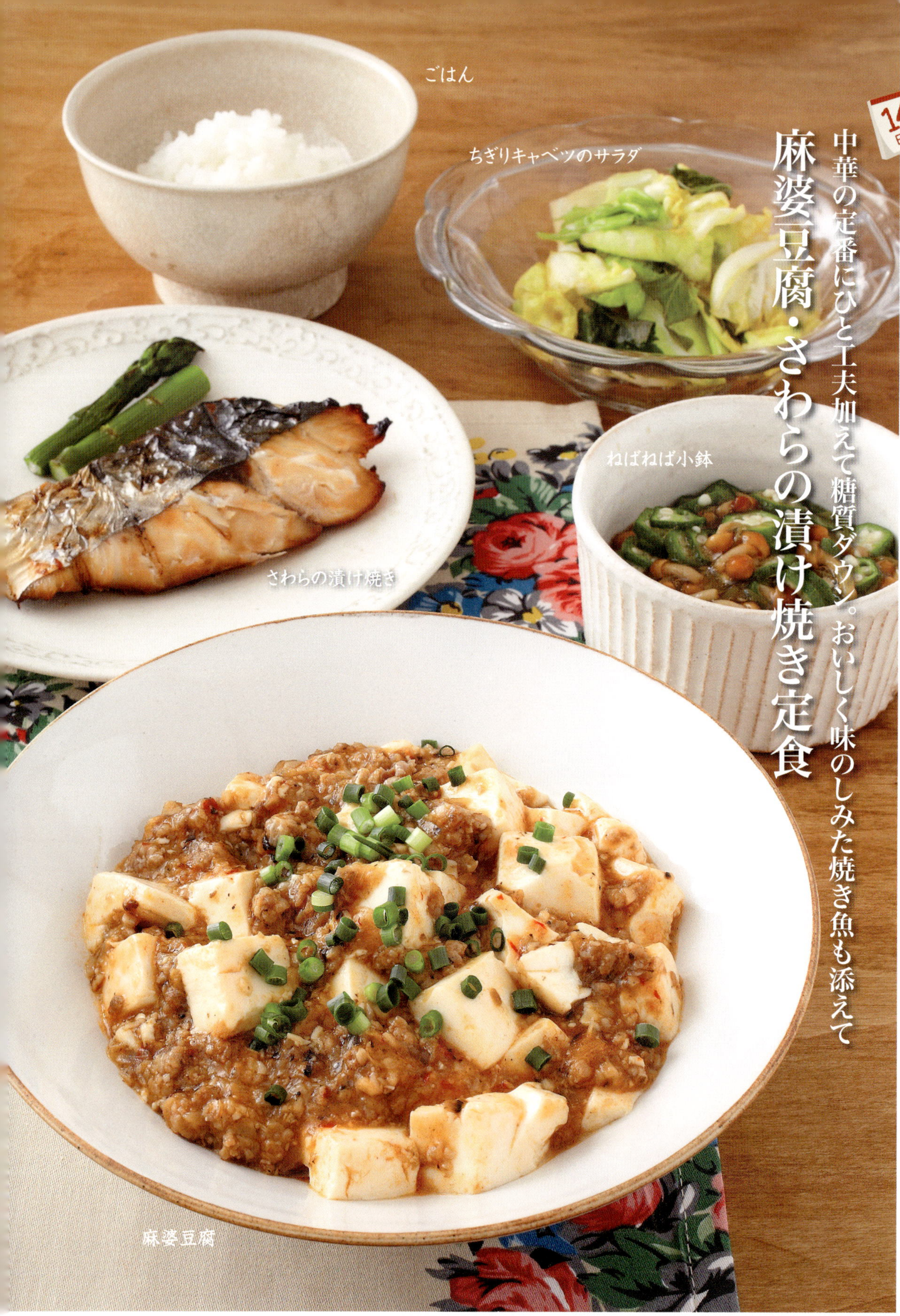

14日目

麻婆豆腐・さわらの漬け焼き定食

中華の定番にひと工夫加えて糖質ダウン。おいしく味のしみた焼き魚も添えて

ねばねば小鉢

材料（1人分）

糖質 2.5g 25kcal

オクラ…3本(30g)
めかぶ…1/2パック(20g)
なめこ…1/2袋(50g)
A｜めんつゆ(3倍濃縮)…小さじ2
　｜水…小さじ1
　｜低糖質甘味料…ひとつまみ

作り方

1 オクラはさっとゆで、粗熱をとって5mm幅の小口切りにする。

2 小鍋になめことAを入れて、さっと煮る。

3 ボウルに1、2、めかぶを入れて合わせる。

さわらの漬け焼き

材料（1人分）

糖質 0.7g 155kcal

さわら…1切れ(80g)
グリーンアスパラガス…1/2本
A｜しょうゆ…小さじ2/3(4g)
　｜焼酎…小さじ1弱(4g)
　｜低糖質甘味料…小さじ1/8(3g)

作り方

1 アスパラガスは下のほうの皮をピーラーでむき、ゆでて半分の長さに切る。

2 合わせたAにさわらと1を30分ほど漬ける。

3 グリルで2を焼き、アスパラガスは火が通ったら先に取り出し、さわらは両面こんがり焼く。

ごはん

ごはん…70g

糖質 25.8g 118kcal

麻婆豆腐

材料（1人分）

糖質 6.7g 243kcal

豚ひき肉…40g
絹豆腐…1/2丁(150g)
しいたけ…1〜2個(20g)
長ねぎ…5cm(10g)
にんにく(みじん切り)…2g
豆板醤（トウバンジャン）…小さじ1/2弱(3g)
A｜みそ…大さじ1/2(9g)
　｜しょうゆ…小さじ1/2(3g)
　｜低糖質甘味料…小さじ1/2
水…30〜50mℓ
ごま油…小さじ1(4g)
｜片栗粉…小さじ1/2(1.5g)
｜水…3mℓ
万能ねぎ(小口切り)…2g

作り方

1 豆腐は1cm角に切る。しいたけと長ねぎはみじん切りにする。

2 フライパンにごま油を熱し、長ねぎ、にんにく、豆板醤を炒め、ひき肉、しいたけを加えてさらに炒める。

3 2に豆腐と水を加え、Aも加えて煮る。

4 様子を見ながら水溶き片栗粉でとろみをつけ、器に盛り、万能ねぎを散らす。

ちぎりキャベツのサラダ

材料（1人分）

糖質 2.3g 15kcal

キャベツ…1枚(50g)
大葉…1枚
A｜ポン酢しょうゆ…小さじ1弱(4g)
　｜ゆずこしょう…1g

作り方

1 ポリ袋にひと口大にちぎったキャベツと、細かくちぎった大葉、Aを入れて軽くもみ、1〜2時間冷蔵庫におく。

MEMO

「麻婆豆腐」は、みそや砂糖、片栗粉が入っていて糖質量が多くなりがちなメニュー。細かく切ったしいたけでボリュームアップし、とろみの量を必要以上に多くしないことで糖質制限流にアレンジ。「さわらの漬け焼き」は、さわらをしっかりと調味料に漬けて味をしみこませることで調味料の量を最小限にしています。「サラダ」に使っているキャベツは低糖質で食物繊維もたっぷり。

合計

糖質 38.0g 556kcal

15日目

鶏肉のねぎロール・たらのカレーマヨネーズ焼き定食

ジューシーな肉とさっぱり魚。野菜のうまみも加わって、冷めてもおいしい

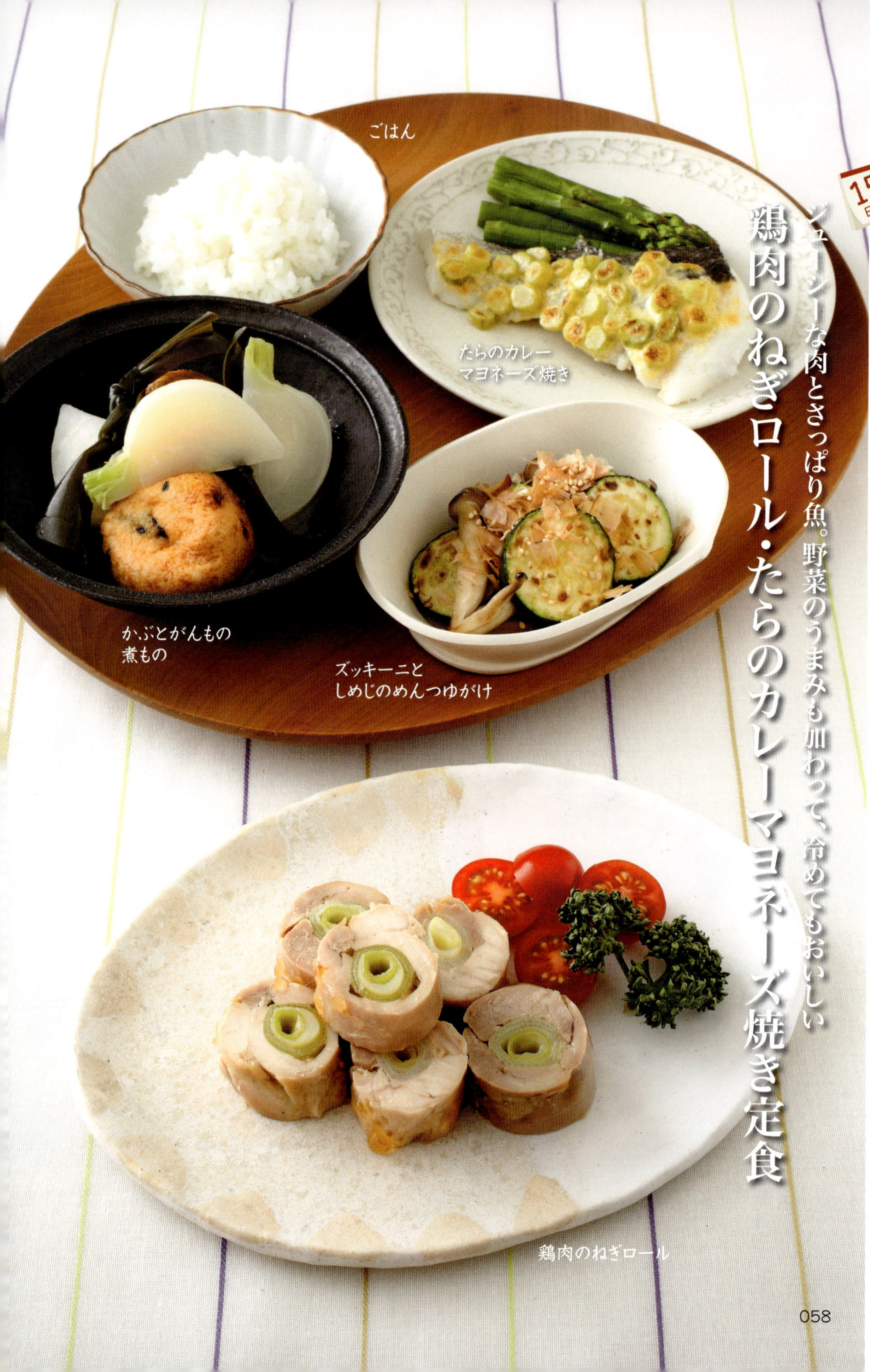

かぶとがんもの煮もの

材料（1人分）

糖質 4.5g 139kcal

かぶ（聖護院大根でも代用可）…1個（80g）
がんもどき…50g
結び昆布…2個
A　水…100mℓ
　白だし（市販品）…小さじ1
　白しょうゆ（薄口しょうゆでも代用可）…小さじ1/6（1g）
　低糖質甘味料…ひとつまみ

作り方

1 がんもどきは熱湯にくぐらせて油抜きする。かぶは4等分にする。

2 小鍋にAと結び昆布を入れて火にかけ、ふつふつと沸いてきたら 1 を加えて味がしみるまで煮る。

※すりおろしたゆずの皮を飾っても

MEMO

「ねぎロール」の長ねぎからうまみたっぷりの水分が出て、鶏肉がしっとり。アスパラガスは低糖質野菜。下のほうがかたく加熱しても食べにくい場合は、「マヨネーズ焼き」のように小さく切ってソースに混ぜ込むのも手。

たらのカレーマヨネーズ焼き

材料（1人分）

糖質 1.2g 84kcal

たら…1切れ（70g）
グリーンアスパラガス…2本（40g）
A　マヨネーズ…大さじ1/2（6g）
　しょうゆ…2〜3滴
　カレー粉…ひとつまみ
塩・こしょう…各少々

作り方

1 たらは軽く塩をふって10分ほどおいたら、水けをふく。さらに塩、こしょうをふる。

2 アスパラガスは下のほうの皮をピーラーでむき、下4分の1と上4分の3に切って分ける。下部分は少しかためにゆで、3㎜幅の小口切りにする。

3 ボウルにアスパラガスの下部分とAを入れて合わせる。

4 グリル（オーブントースターの場合はアルミホイルに包む）で 3 をのせたたらと、アスパラガスの上部を様子を見ながら8分程度焼く。

ごはん

糖質 25.8g 118kcal

ごはん…70g

鶏肉のねぎロール

材料（1人分）

糖質 3.0g 134kcal

鶏もも肉（皮なし）…100g
長ねぎ…10㎝（20g）
プチトマト（横半分に切る）…2個（20g）
パセリ…適宜
★にんにくしょうゆ（P27）…大さじ1/2（9g）

作り方

1 鶏肉は1㎝程度の厚さに切り開き、全体に浅く切り込みを入れ、さらにフォークなどでさして味がしみ込みやすくする。

2 ポリ袋に 1 とにんにくしょうゆを入れてもみ、1時間ほどおく。

3 2 で長ねぎを巻き、アルミホイルで包んだら、200度のオーブンで20〜30分焼き、そのまま30分以上ねかしておく。

4 3 を6等分して器に盛りつけ、プチトマトとパセリを添える。

※夜焼いてアルミホイルに包んだまま、翌朝お弁当に入れるのも楽でおすすめ！　しっかりねかすとジューシーに

ズッキーニとしめじのめんつゆがけ

材料（1人分）

糖質 2.8g 49kcal

ズッキーニ…100g
しめじ…30g
A　穀物酢…小さじ1（5g）
　めんつゆ（3倍濃縮）…小さじ1
かつお節…少々
白いりごま…小さじ1/4
ごま油…小さじ1/2（2g）

作り方

1 ズッキーニは8㎜幅の輪切りにする。しめじはほぐす。

2 フライパンにごま油を熱し、1 を炒める。

3 器に 2 を盛りつけ、合わせたAをかけ、かつお節とごまをふる。

合計

糖質 37.3g　524kcal

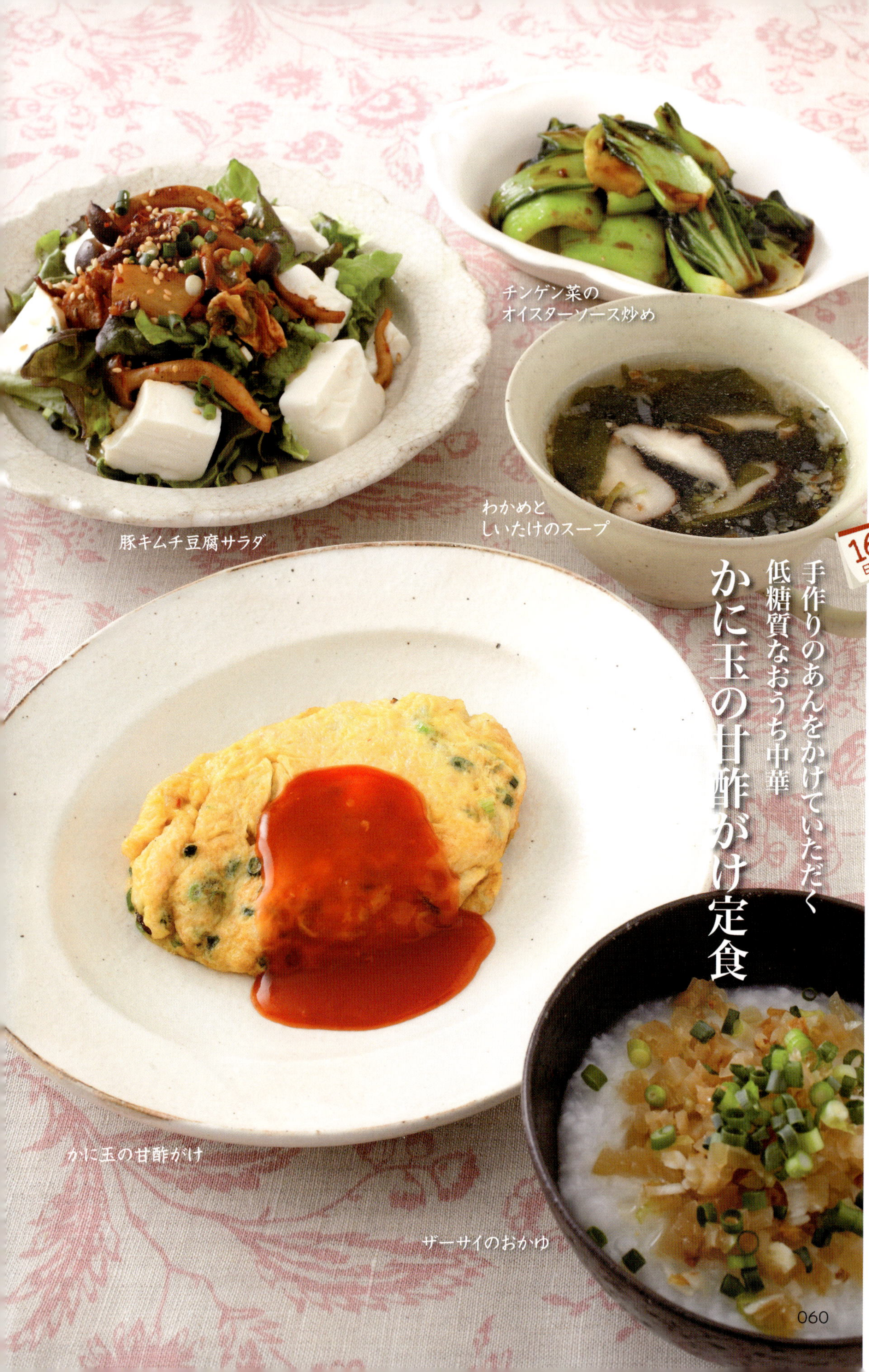
16日目
かに玉の甘酢がけ定食
手作りのあんをかけていただく
低糖質なおうち中華
チンゲン菜の
オイスターソース炒め
豚キムチ豆腐サラダ
わかめと
しいたけのスープ
かに玉の甘酢がけ
ザーサイのおかゆ

チンゲン菜のオイスターソース炒め

材料（1人分）

糖質 2.8g
41kcal

チンゲン菜…1株(120g)
にんにく(みじん切り)…2g
豆板醤…小さじ1/3弱(2g)
水…大さじ1/2(7.5mℓ)
A　オイスターソース…小さじ1(6g)
　しょうゆ…小さじ1/6(1g)
　低糖質甘味料…ひとつまみ
　水…小さじ1(5mℓ)
　片栗粉…小さじ1/6(0.5g)
ごま油…小さじ1/2(2g)

作り方

1 チンゲン菜は4〜6等分に切る。

2 フライパンにごま油を熱し、にんにくと豆板醤を炒める。香りが出てきたら1を入れ、水を加えて強火にする。合わせたAも加えて、味をからませる。

MEMO

「かに玉」のかに缶も卵も低糖質な食材ですが、あんかけに使っているトマトケチャップや片栗粉が高糖質。使う量に注意しましょう。

合計

糖質 34.7g　531kcal

豚キムチ豆腐サラダ

材料（1人分）

糖質 3.3g
158kcal

豚こま切れ肉…15g
豆腐…1/3丁(100g)
しめじ…15g
白菜キムチ(市販品)…15g
サニーレタス…1枚(20g)
白いりごま…小さじ1/4
万能ねぎ(小口切り)…1g
しょうゆ…少々
ごま油…小さじ1(4g)

作り方

1 豆腐は6等分にする。豚肉、キムチは食べやすい大きさに切る。しめじはほぐす。サニーレタスはひと口大にちぎる。

2 フライパンに半量のごま油を熱し、豚肉、しめじ、キムチを炒める。味をみながらしょうゆで味をととのえる。

3 器にサニーレタスをのせ、豆腐を軽くくずして盛りつけ、2をのせる。ごま、万能ねぎをちらし、残りのごま油をまわしかける。

わかめとしいたけのスープ

材料（1人分）

糖質 0.9g
33kcal

生わかめ…15g
しいたけ…小1個(10g)
長ねぎ(みじん切り)…5g
水…1カップ(200mℓ)
中華スープ(顆粒)…小さじ1/2
塩・こしょう…各少々
ごま油…小さじ1/2(2g)

作り方

1 わかめはざく切りにする。しいたけはうす切りにする。

2 鍋にごま油を熱し、1と長ねぎを炒める。水を加えて沸騰したら、中華スープを入れ、塩、こしょうで味をととのえる。

かに玉の甘酢がけ

材料（1人分）

糖質 2.7g
168kcal

かに缶…25g
卵…1個
しいたけ…1〜1 1/2個(15g)
万能ねぎ(小口切り)…5g
中華スープ(顆粒)…ひとつまみ
塩・こしょう…各少々
ごま油…小さじ1 1/2(6g)
A　トマトケチャップ…小さじ1(6g)
　しょうゆ…小さじ1/6(1g)
　穀物酢…大さじ1/2(7.5g)
　低糖質甘味料…小さじ1/4
　塩…少々
　片栗粉…小さじ1/6強(0.5g)
　水…小さじ1(5mℓ)

作り方

1 しいたけはうす切りにして、ごま油小さじ1/2で炒める。

2 ボウルにかにをほぐし入れ、卵を割り入れる。1と万能ねぎ、中華スープを加え、塩、こしょうをふり、混ぜ合わせる。

3 フライパンにごま油小さじ1を熱し、2をふんわりと焼く。

4 小鍋にAを入れ、弱火でよく混ぜ合わせる。

5 器に3を盛りつけ、4をかける。

ザーサイのおかゆ

材料（1人分）

糖質 25.0g
131kcal

おかゆ(全がゆ)…160g
★ザーサイと干しえびのたれ(P27)…20g
万能ねぎ(小口切り)…2g
ごま油…小さじ1/4(1g)

作り方

1 器におかゆを盛り、ザーサイと干しえびのたれをのせ、万能ねぎをちらし、ごま油をまわしかける。

17日目

カルボナーラ定食

細切りズッキーニのかさ増しワザで、パスタも糖質オフ

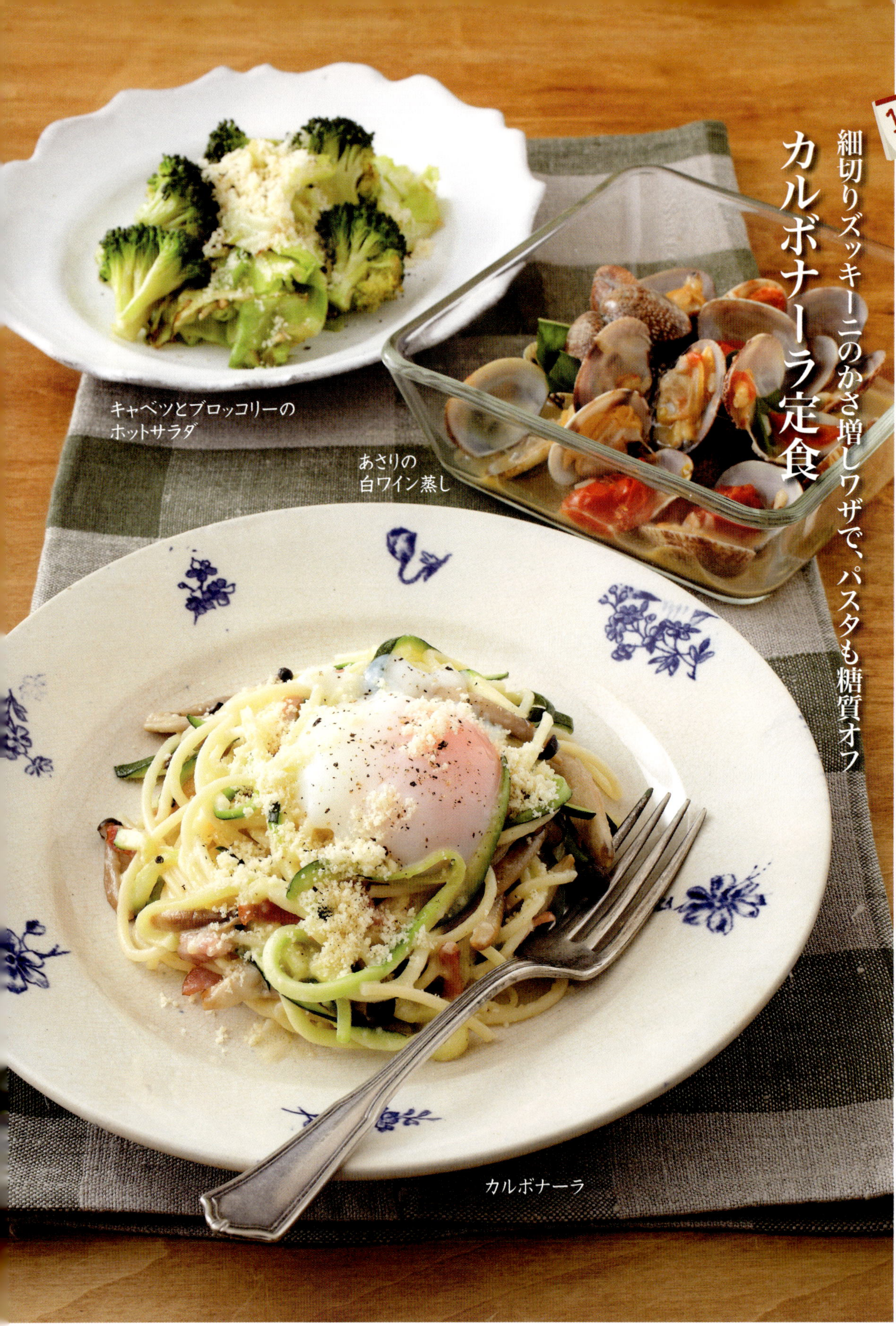
キャベツとブロッコリーの
ホットサラダ
あさりの
白ワイン蒸し
カルボナーラ

キャベツとブロッコリーのホットサラダ

糖質 2.6g 72kcal

材料（1人分）

キャベツ…1枚（60g）
ブロッコリー…1/5株（40g）
にんにく（みじん切り）…2g
アンチョビペースト…2g
粉チーズ…2g
水…小さじ1（5mℓ）
こしょう…少々
オリーブオイル…大さじ1/4（3g）

作り方

1 キャベツはひと口大のざく切り、ブロッコリーは小房に分ける。

2 フライパンにオリーブオイル、にんにく、アンチョビペーストを弱火で熱し、1を入れて軽く炒め、水を加えてふたをして蒸し焼きにする。火が通ったらふたをあけ、水けをしっかり飛ばすように炒める。

3 器に2を盛り、粉チーズとこしょうをふる。

あさりの白ワイン蒸し

糖質 2.7g 87kcal

材料（1人分）

あさり（殻つき）…15個（150g）
プチトマト…3個（30g）
バジル…1〜2枚
にんにく（みじん切り）…2g
白ワイン…大さじ2（30g）
オリーブオイル…小さじ1（4g）

作り方

1 プチトマトは横半分に切る。

2 フライパンにオリーブオイルとにんにくを熱し、あさりと1を入れて軽く炒め、白ワインを加えたらふたをして、あさりの殻が開くまで蒸し焼きにする。

3 器に2を盛り、バジルをちぎってちらす。

カルボナーラ

糖質 30.1g 440kcal

材料（1人分）

スパゲティ（1.6㎜）…40g
温泉卵（P35）…1個
ベーコン…1/2枚（10g）
ズッキーニ（縦半分に切る）…1/2本（75g）
しめじ…20g
塩・こしょう…各少々
A | 生クリーム…大さじ1（15g）
　| 粉チーズ…大さじ1 2/3（10g）
　| 塩…少々
粉チーズ…小さじ1（2g）
あらびき黒こしょう…適宜
オリーブオイル…小さじ1（4g）

作り方

1 ズッキーニは麺の太さに合わせて切る（下写真）。ベーコンは5㎜幅に切る。しめじはひと口大にさく。

2 鍋にたっぷりの湯を沸かし、スパゲティをゆでて、ざるにあける。

3 フライパンにオリーブオイルを熱し、1を炒め、塩、こしょうをふる。

4 大きめのボウルにAを入れてよく混ぜ、2と3を加えてからめる。

5 器に4を盛りつけ、温泉卵、粉チーズ、黒こしょうをふる。

※ズッキーニを麺に見立てる調理法は、トマトソースやミートソース、ペペロンチーノといったパスタ料理全般に使えます

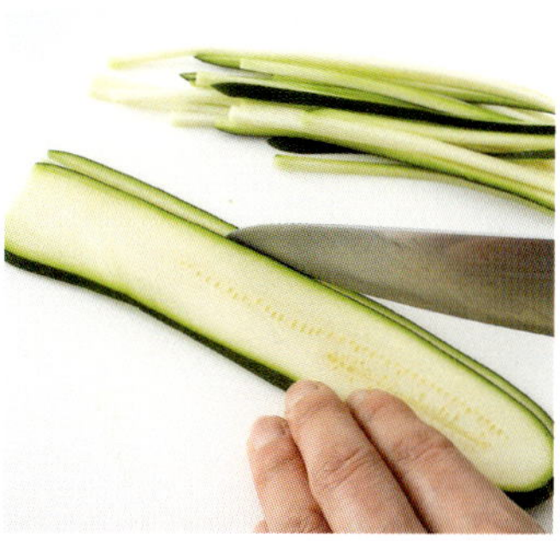

ズッキーニはヘタを切り落としてうす切りにし、2〜3㎜の細さに切って麺代わりにします

MEMO

「カルボナーラ」は糖質の少ないズッキーニの細切りを麺に混ぜてかさ増し。満足感がアップするうえ、まるでアルデンテのパスタのような歯ごたえも楽しめます。「白ワイン蒸し」のあさりは、うまみたっぷりの低糖質食材。「サラダ」のキャベツとブロッコリーは、お好みの量の粉チーズをふってOK。粉チーズは低糖質なので、調味料代わりとしても活用しがいのある食材です。

合計

糖質 35.4g 599kcal

18日目

すき焼き風肉豆腐定食

ごはんがたくさんほしくならないやさしい味つけ

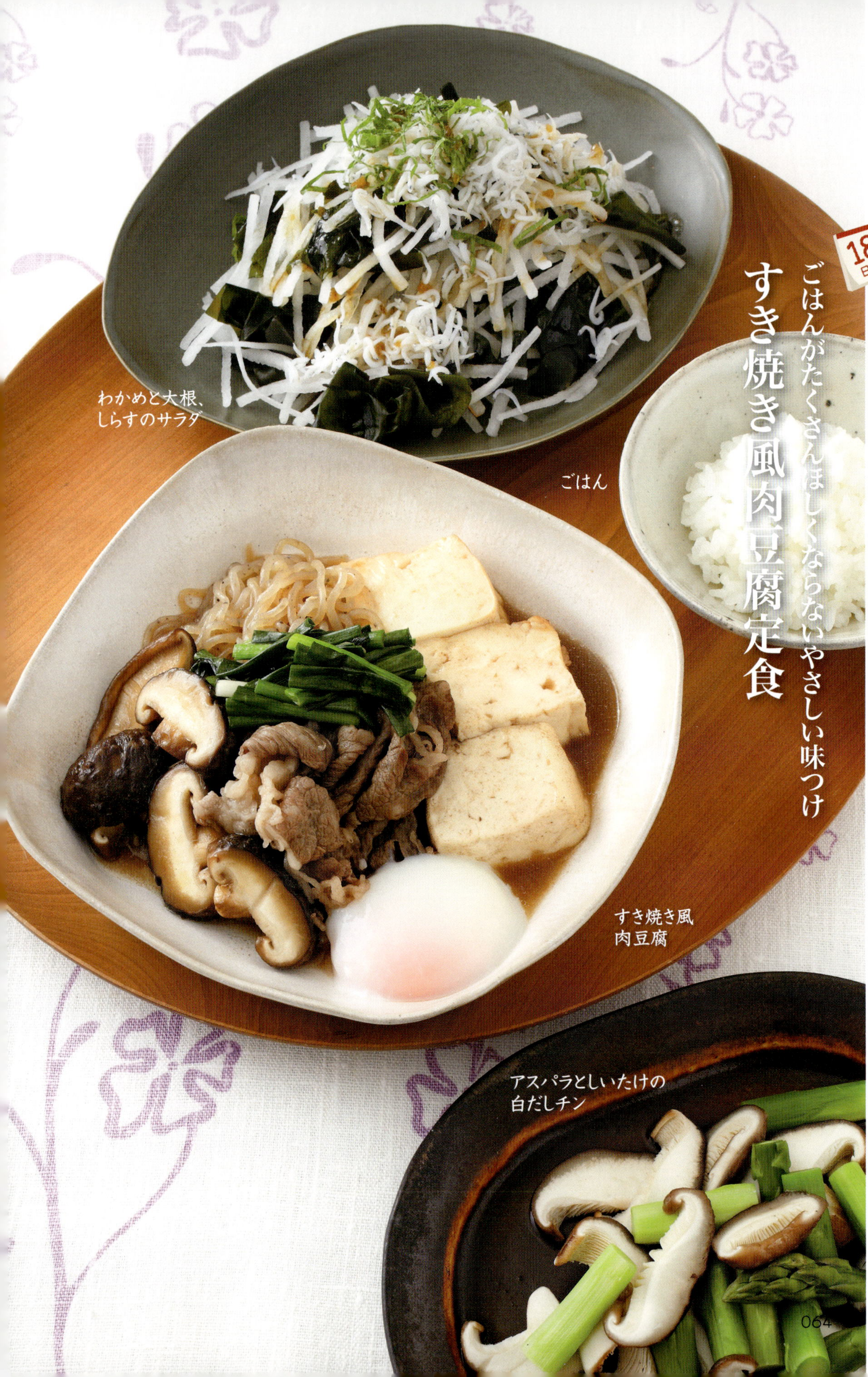

わかめと大根、しらすのサラダ

ごはん

すき焼き風肉豆腐

アスパラとしいたけの白だしチン

わかめと大根、しらすのサラダ

材料（1人分）

糖質 5.3g 61kcal

しらす干し…10g
生わかめ…30g
大根…2.5㎝（80g）
大葉…1枚
A ポン酢しょうゆ…大さじ1（15g）
ごま油…小さじ1/2（2g）
ゆずこしょう…少々

作り方

1 わかめは洗ってざく切りにする。大根と大葉はせん切りにする。

2 大根とわかめを軽く合わせて器に盛り、合わせたAをかけ、しらすと大葉をちらす。

アスパラとしいたけの白だしチン

材料（1人分）

糖質 1.5g 22kcal

グリーンアスパラガス…2本（40g）
しいたけ…3〜4個（40g）
白だし（市販品）…小さじ1（6g）
水…大さじ1/2（7.5mℓ）

作り方

1 アスパラガスは下のほうの皮をピーラーでむき、3㎝長さに切る。しいたけは7㎜幅に切る。

2 耐熱皿に1と白だし、水を入れ、ふんわりとラップをして、様子を見ながら電子レンジ（500W）で1分30秒加熱する。

※ゆずこしょうを少し加えてもおいしい

すき焼き風肉豆腐

材料（1人分）

糖質 4.3g 418kcal

牛肩ロース肉（脂身つき）…60g
木綿豆腐…1/3丁（100g）
温泉卵（P35）…1個
しいたけ…50g
糸こんにゃく…50g
万能ねぎ（3㎝長さに切る）…10g
A めんつゆ（3倍濃縮）…大さじ1（18g）
低糖質甘味料…小さじ1/2
しょうゆ…小さじ1/3（2g）
水…大さじ2（30mℓ）

作り方

1 牛肉は食べやすい大きさに切る。豆腐は3等分に切る。しいたけは3〜4等分に切る。糸こんにゃくは下ゆでし、食べやすい大きさに切る。

2 鍋にAを入れて火にかけ、煮立ったら1を入れて煮る。

3 すべての材料に火が通ったら器に盛りつけ、万能ねぎをのせ、温泉卵を添える。

※万能ねぎは2に加えて、軽く火を通してもよい

ごはん

ごはん…70g

糖質 25.8g 118kcal

MEMO

一般的な「すき焼き」は砂糖や日本酒を使った甘めのたれが糖質を上げネックに。今回の「すき焼き風」では、低糖質甘味料やめんつゆを使い、低糖質なのにちゃんとした甘さを実現しています。材料に不可欠な長ねぎは、より低糖質な万能ねぎで代用。そして、豆腐も絹ごしより糖質の少ない木綿をチョイスしています。豆腐と卵、肉といった良質なたんぱく質を一緒にいただくことができ、見た目のボリュームもあるので、ぜひ定番にしたいメインおかずです。

合計

糖質 36.9g 619kcal

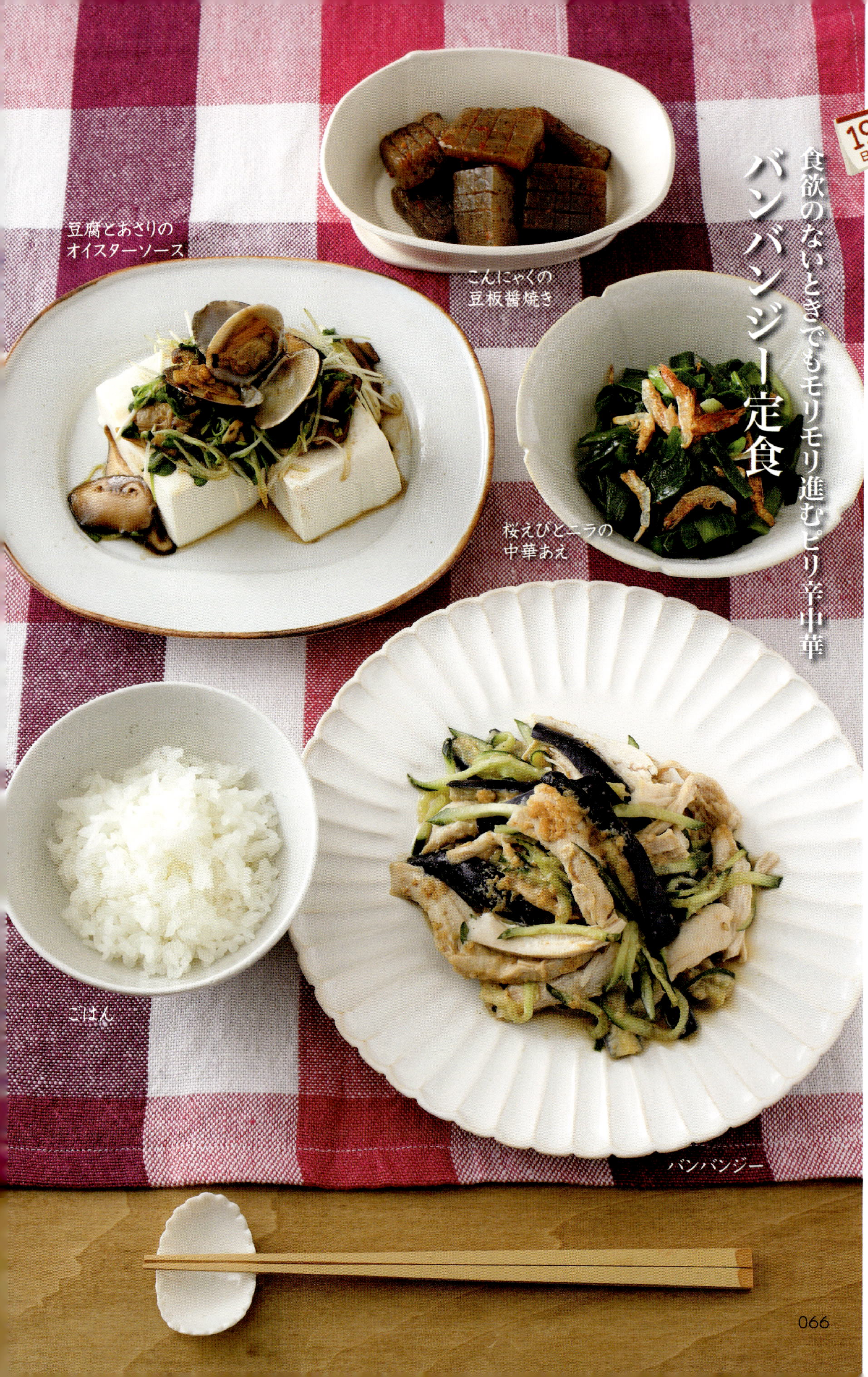
19
日目
食欲のないときでもモリモリ進むピリ辛中華
バンバンジー定食
豆腐とあさりの
オイスターソース
こんにゃくの
豆板醤焼き
桜えびとニラの
中華あえ
ごはん
バンバンジー

こんにゃくの豆板醤焼き

材料（1人分）

糖質 0.4g 26kcal

こんにゃく…100g
ごま油…小さじ1/2（2g）
豆板醤（トウバンジャン）…小さじ1/3弱（2g）
しょうゆ…小さじ1/3（2g）

作り方

1 こんにゃくは下ゆでし、細かい格子状の切り目を入れて、ひと口大に切る。

2 フライパンに1を入れてからいりしてから、ごま油を加え、豆板醤を入れる。しょうゆをまわしかけたら、火を止める。

MEMO

白すりごま＆白ねりごまのダブルのごまが「バンバンジー」の濃厚な味つけの決め手。ごまは低糖質であり、風味も豊かなので積極的に調理でとり入れたい食材です。ラー油の糖質はほぼゼロなので、ピリ辛な味つけに重宝します。「中華あえ」の桜えびは糖質ゼロでカルシウムもたっぷり。からいりすることで、風味もアップします。

豆腐とあさりのオイスターソース

材料（1人分）

糖質 3.6g 119kcal

あさり（殻つき）…4〜5個（50g）
絹豆腐…1/2丁（150g）
しいたけ…小2個（20g）
かいわれ大根（半分に切る）…30g
鶏のゆで汁（「バンバンジー」のゆで汁）…大さじ2（30mℓ）
にんにく（みじん切り）…2g
A オイスターソース…小さじ1/2（3g）
　低糖質甘味料…ひとつまみ
ごま油…小さじ1/2（2g）

作り方

1 豆腐は半分に切って3〜4分ゆで、水切りして器に盛る。

2 フライパンにごま油とにんにくを入れて熱し、あさりとしいたけを加えて炒める。

3 2に鶏のゆで汁（なければ同量の水）を入れてふたをし、あさりの殻が開いたらAを入れ、かいわれ大根を加えて火を止め、1にかける。

ごはん

糖質 25.8g 118kcal

ごはん…70g

バンバンジー

材料（1人分）

糖質 2.9g 210kcal

鶏むね肉（皮なし）…100g
きゅうり…1/4本（25g）
なす…3/4本（60g）
A 白すりごま…小さじ1
　白ねりごま…大さじ2/3（10g）
　鶏のゆで汁…大さじ1（15mℓ）
　めんつゆ（3倍濃縮）…大さじ1/2（9g）
　低糖質甘味料…1〜2つまみ
　ラー油…数滴
　しょうゆ…数滴

作り方

1 鶏肉はごく弱火で10分程度ゆで、ゆで汁の中で冷ます。冷めたら取り出し、1cm幅の細切りにする。※ゆで汁はとっておく

2 なすは耐熱皿にのせてラップをかけ、電子レンジ（500W）で2〜3分加熱し、1cm幅の細切りにする。きゅうりは斜めに切ってからせん切りにする。

3 ボウルに1、2、合わせたAを入れてあえ、器に盛りつける。

桜えびとニラの中華あえ

材料（1人分）

糖質 0.7g 35kcal

桜えび…2g
ニラ…1/2束（50g）
ごま油…小さじ1/2（2g）
塩…少々

作り方

1 ニラをさっとゆでて水けをしぼったら、3cm程度に切る。桜えびは弱火でからいりする。

2 ボウルに1とごま油を入れてあえ、塩で味をととのえる。

合計

糖質 33.4g 508kcal

20日目

鶏の照り焼き・あじのハンバーグ定食

肉と魚を野菜たっぷりのおかずとともにいただきます

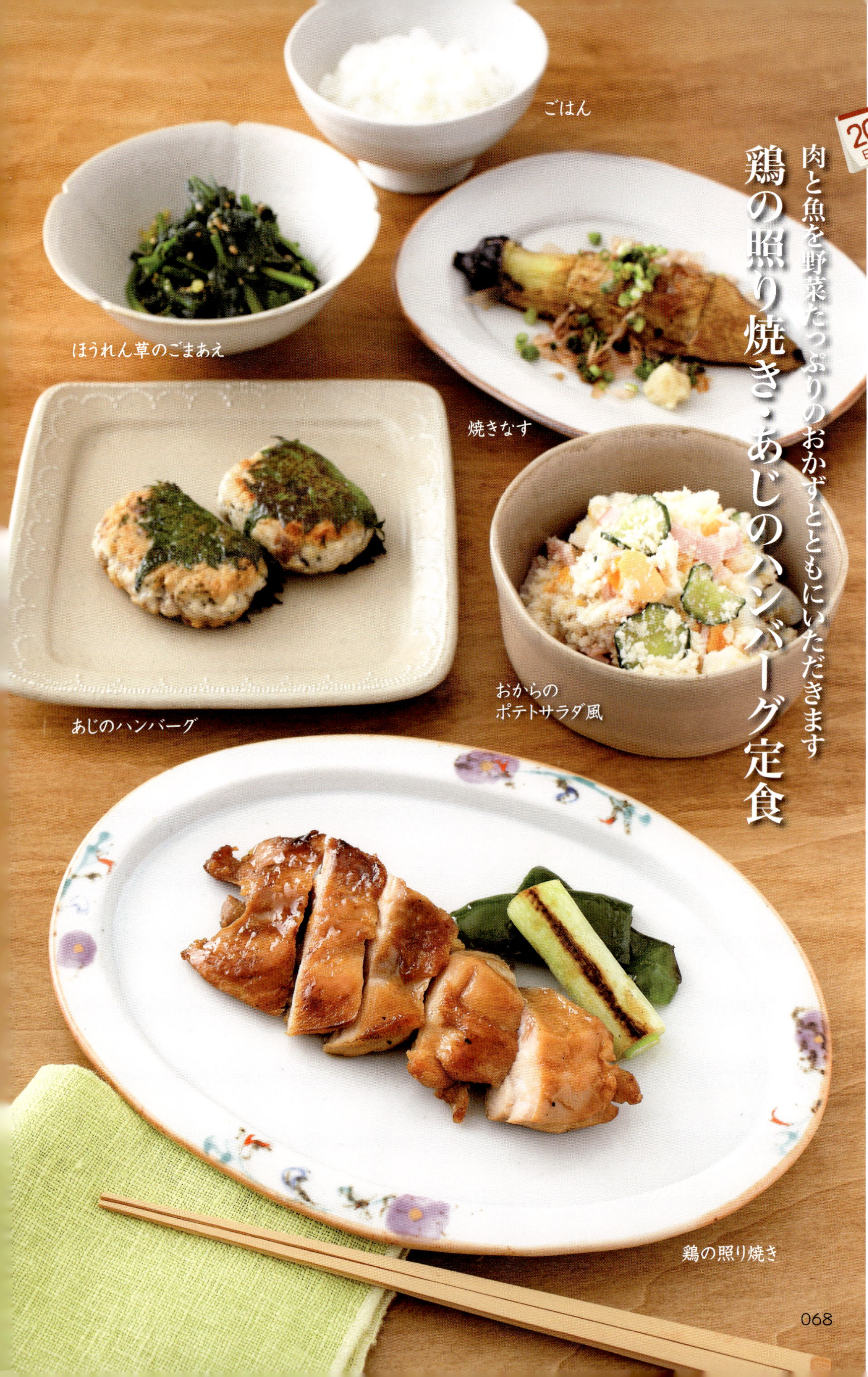

ごはん

ほうれん草のごまあえ

焼きなす

あじのハンバーグ

おからのポテトサラダ風

鶏の照り焼き

ほうれん草のごまあえ

材料（1人分）

糖質 0.7g 30kcal

ほうれん草…2株(60g)
白すりごま…3g
めんつゆ(3倍濃縮)…小さじ2/3(4g)

作り方

1 ほうれん草はさっとゆで、冷水にとって水けをしぼり、3cm長さに切る。

2 ボウルに1とすりごま、めんつゆを入れてあえる。

ごはん

ごはん…70g

糖質 25.8g 118kcal

MEMO

「あじのハンバーグ」は、低糖質食材のあじと豆腐をタネに、少量の片栗粉をつなぎにしています。巻いた大葉は糖質ゼロ。風味がアップし、うす味でもおいしくいただけます。低糖質のおからを使ってアレンジした「おからのポテトサラダ風」。見た目も食感もポテトサラダそっくり。おからに豆乳を加えることで、しっとり感が増します。

合計

糖質 35.3g 615kcal

あじのハンバーグ

材料（1人分）

糖質 1.3g 123kcal

あじ(刺身用)
…1尾(70g)
木綿豆腐…20g
大葉…3枚
A しょうが(すりおろし)…2g
　片栗粉…小さじ1/3(1g)
　塩・こしょう…各少々
　しょうゆ…1g
ごま油…小さじ1/2(2g)

作り方

1 あじは骨をとって皮をそぎ、包丁で細かくたたく。豆腐はしっかり水切りする。大葉1枚はみじん切りにする。

2 ボウルに1とAを入れてよくねり、2つに分ける。

3 それぞれ小判形に成形して、大葉1枚ずつで横から挟む。

4 フライパンにごま油を熱し、3を両面焼く。

焼きなす

材料（1人分）

糖質 2.6g 23kcal

なす…1本(80g)
しょうゆ…小さじ1/3(2g)
かつお節…適宜
万能ねぎ(小口切り)…適宜
しょうが(すりおろし)…2g

作り方

1 グリル(またはオーブントースター)になすをのせ、皮全体に焦げ目がつくまで強火で焼き、熱いうちに皮をむく。

2 器に1をのせてしょうゆをかけ、かつお節と万能ねぎをちらす。しょうがは添える。

鶏の照り焼き

材料（1人分）

糖質 2.5g 166kcal

鶏もも肉(皮なし)
…100g
長ねぎ…5cm (10g)
ピーマン…1/2個(15g)
★照り焼きのたれ(P26)
　…大さじ1(18g)
小麦粉…小さじ1/3(1g)
ごま油…小さじ1/2(2g)

作り方

1 鶏肉は軽く切り込みを入れる。ピーマンは種をとり、縦半分に切る。

2 フライパンにごま油を熱し、焼く直前に鶏肉に小麦粉をまぶして両面焼く。フライパンの端で長ねぎとピーマンも焼く。

3 鶏肉に火が通ったら弱火にして、照り焼きのたれを入れ、味をからめる。

おからのポテトサラダ風

材料（1人分）

糖質 2.4g 155kcal

おから…40g
無調整豆乳…20g
きゅうり…10g
ゆで卵…1/2個(25g)
ハム…10g
マヨネーズ…12g
塩・こしょう…各少々

作り方

1 おからは耐熱皿に入れて、ラップをせずに電子レンジ(500W)で1分30秒程度加熱する。粗熱がとれたら豆乳を注ぎしっとりさせる。

2 きゅうりはうす切りにして塩もみ(塩は分量外)して、水で洗う。ハムは短冊切り、ゆで卵は手でくずす。

3 ボウルに1と2、マヨネーズを入れてあえ、塩、こしょうで味をととのえる。

牛肉・セロリ・しいたけのオイスターソース炒め定食

コクうまな中華味がしみた牛肉としゃっきりセロリの好バランス

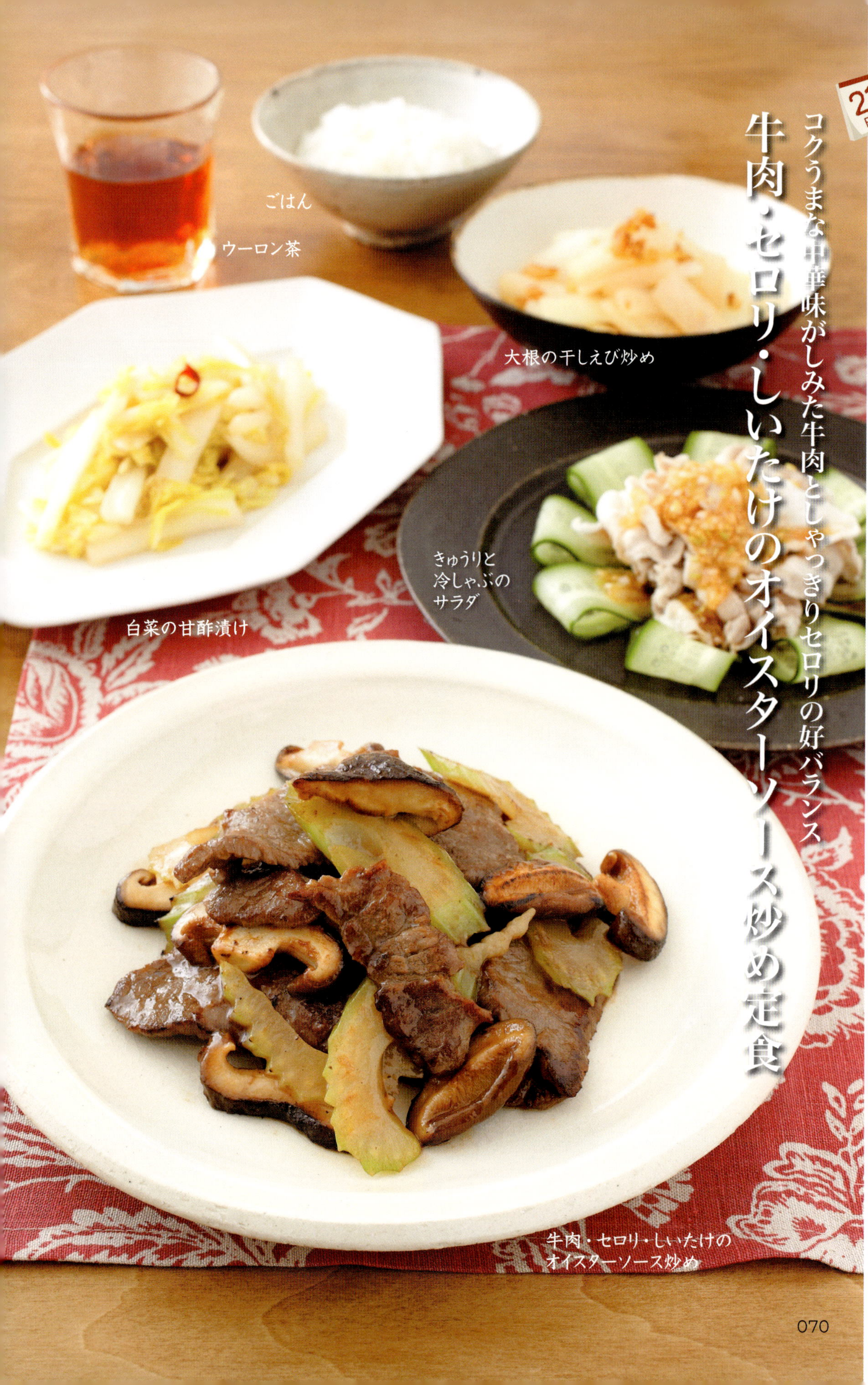
ごはん
ウーロン茶
大根の干しえび炒め
白菜の甘酢漬け
きゅうりと冷しゃぶのサラダ
牛肉・セロリ・しいたけのオイスターソース炒め

白菜の甘酢漬け

材料（1人分）

糖質 2.3g 53kcal

白菜…1〜2枚（100g）
赤唐辛子（小口切り）…少々
穀物酢…小さじ1弱（4g）
低糖質甘味料…小さじ1/6
塩…少々
ごま油…小さじ1（4g）

作り方

1 白菜は8mm幅に切る。

2 フライパンにごま油の半量と赤唐辛子を熱し、**1**を入れて塩をふって炒める。しんなりしてきたら、酢と低糖質甘味料を加えてすぐに火を止める。

3 器に**2**を盛りつけ、残りのごま油をまわしかけ、冷蔵庫で冷やす。

きゅうりと冷しゃぶのサラダ

材料（1人分）

糖質 1.4g 133kcal

豚ばら肉…25g
きゅうり…6〜7cm（30g）
A 長ねぎ（みじん切り）…5g
　しょうゆ…小さじ1/2（3g）
　穀物酢…小さじ1/2強（3g）
　低糖質甘味料…2つまみ
　ごま油…小さじ3/4（3g）

作り方

1 きゅうりは、ピーラーで縦にうす切りにする。

2 豚肉は切らずにゆで、そのまま冷ます。

3 器に**1**と水けを切った**2**を盛りつけ、合わせたAをかける。

牛肉・セロリ・しいたけのオイスターソース炒め

材料（1人分）

糖質 4.2g 223kcal

牛もも肉…70g
セロリ（茎）…50g
しいたけ…3〜4個（50g）
A しょうゆ…小さじ1/3（2g）
　片栗粉…小さじ1/3（1g）
　焼酎…小さじ1/2弱（2g）
B オイスターソース…小さじ1（6g）
　低糖質甘味料…小さじ1/4
　しょうゆ…小さじ1/3（2g）
　焼酎…小さじ1/2弱（2g）
ごま油…小さじ1（4g）

作り方

1 牛肉は適当な大きさに切って、Aをもみ込んで下味をつける。

2 セロリは5mm幅の斜め切り、しいたけは3〜4等分に切る。

3 フライパンにごま油の半量を熱して**1**を炒め、肉の色が変わったら取り出す。同じフライパンに残りのごま油を熱して**2**を炒め、しんなりしてきたら牛肉をもどし入れ、合わせたBを加えてからめる。

ウーロン茶

ウーロン茶…コップ1杯（80mℓ）

糖質 0g 0kcal

ごはん

ごはん…70g

糖質 25.8g 118kcal

大根の干しえび炒め

材料（1人分）

糖質 1.4g 69kcal

干しえび…2g
大根…3cm（100g）
塩・こしょう…各少々
しょうゆ…数滴
ごま油…小さじ1（4g）

作り方

1 大根は3cmの短冊切りにする。干しえびはぬるま湯でもどしたら、みじん切りにする。

2 フライパンにごま油を熱し、弱火で干しえびを炒め、大根も加えて炒める。大根に火が通ったら、塩、こしょう、しょうゆで味をととのえる。

MEMO

「オイスターソース炒め」のオイスターソースは糖質が多い調味料ですが、具材の牛肉、セロリ、しいたけは糖質が少ないので、メニューとして気兼ねなく楽しめます。牛肉にはしょうゆと片栗粉、焼酎を使って下味をつけることで味がぐっとしみこみ、できあがりにとろみもつくので、おいしく仕上がります。

合計

糖質 35.1g 596kcal

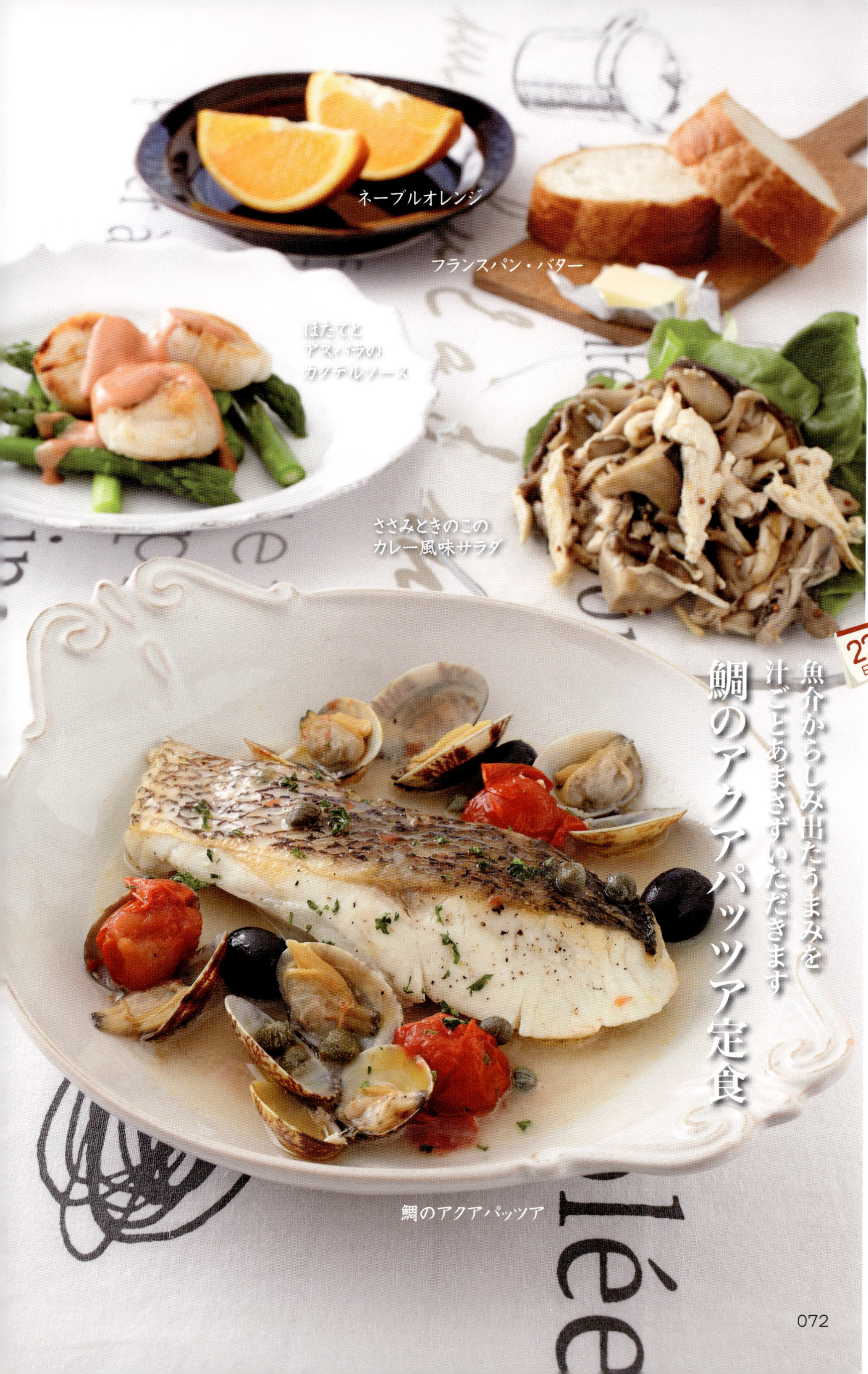

22日目

鯛のアクアパッツァ定食

魚介からしみ出たうまみを
汁ごとあまさずいただきます

ネーブルオレンジ

フランスパン・バター

ほたてと
アスパラの
カクテルソース

ささみときのこの
カレー風味サラダ

鯛のアクアパッツァ

ほたてとアスパラのカクテルソース

材料（1人分）

糖質 6.7g 95kcal

ほたて貝柱（刺身用）…3個（75g）
グリーンアスパラガス…3本（70g）
A トマトケチャップ…大さじ1弱（15g）
　マヨネーズ…大さじ1/2（6g）
　レモン汁…小さじ1/2（2g）
　低糖質甘味料…ひとつまみ
塩・こしょう…各少々

作り方

1 ほたては軽く水洗いして水けをふきとり、塩、こしょうをふる。フライパンで軽く表面を焼く。

2 アスパラガスは下のほうの皮をピーラーでむき、3等分に切ってゆでる。

3 器に2をのせ、上に1をのせて、合わせたAをかける。

MEMO

「アクアパッツァ」の鯛とあさりは糖質が少ない、良質なたんぱく源です。うまみを引き出すブラックオリーブも低糖質であり、含まれる油の不飽和脂肪酸には動脈硬化の予防効果も。「サラダ」に使っているまいたけは糖質ゼロ。

ささみときのこのカレー風味サラダ

材料（1人分）

糖質 1.3g 110kcal

鶏ささみ…1本（50g）
しいたけ…2〜3個（30g）
まいたけ…1/2パック（40g）
サラダ菜…2〜3枚
玉ねぎ（みじん切り）…5g
A カレー粉…3〜4つまみ
　低糖質甘味料…1〜2つまみ
　粒マスタード…小さじ1/2（1.5g）
　しょうゆ…小さじ1/6（1g）
穀物酢…大さじ1/2（7.5g）
塩・こしょう…各少々
オリーブオイル…小さじ1（4g）

作り方

1 ささみはゆでて、粗熱がとれたら手で食べやすい大きさにさく。しいたけは軸と笠に分け、軸は細切り、笠は十字に4つ切りにする。まいたけはひと口大にさく。

2 フライパンに半量のオリーブオイルを熱し、玉ねぎを炒めてしんなりしたら、残りのオリーブオイルとしいたけ、まいたけを加えてさらに炒める。

3 2に酢を加えて火を止め、ボウルに移し、合わせたAとささみを加えてあえ、塩、こしょうで味をととのえる。

4 器にサラダ菜をしき、3をのせる。

ネーブルオレンジ

糖質 6.5g 28kcal

ネーブルオレンジ（皮つき）…1/3個（60g）

鯛のアクアパッツア

材料（1人分）

糖質 2.1g 224kcal

鯛（切り身）…1切れ（100g）
A あさり（殻つき）…6〜7個（70g）
　プチトマト…3個（30g）
　ブラックオリーブ…3個
　ケッパー…小さじ1/2
　水…50〜80mℓ
塩・こしょう…各少々
オリーブオイル…小さじ1（4g）
パセリ（みじん切り）…適宜

作り方

1 鯛に軽く塩、こしょうをふり、水けをふき、さらに軽く塩、こしょうをふる。

2 フライパンに半量のオリーブオイルを熱し、鯛を皮目から焼く。焼き色がついたら反対側も焼き、フライパンの油をペーパータオルでふきとる。

3 2に、Aを入れてふたをする。あさりの口が開いたらふたをあけ、残りのオリーブオイルをまわしかけて、必要であれば塩、こしょうをふる。

4 器に3を盛りつけ、パセリをちらす。

フランスパン・バター

糖質 16.5g 130kcal

フランスパン…3cm厚さ2枚（30g）
有塩バター…大さじ1/2（6g）

合計

糖質 33.3g 587kcal

23日目

牛肉と糸こんにゃくのチャプチェ定食

味がじんわりしみた糸こんにゃくが、糖質オフとおいしさのポイント

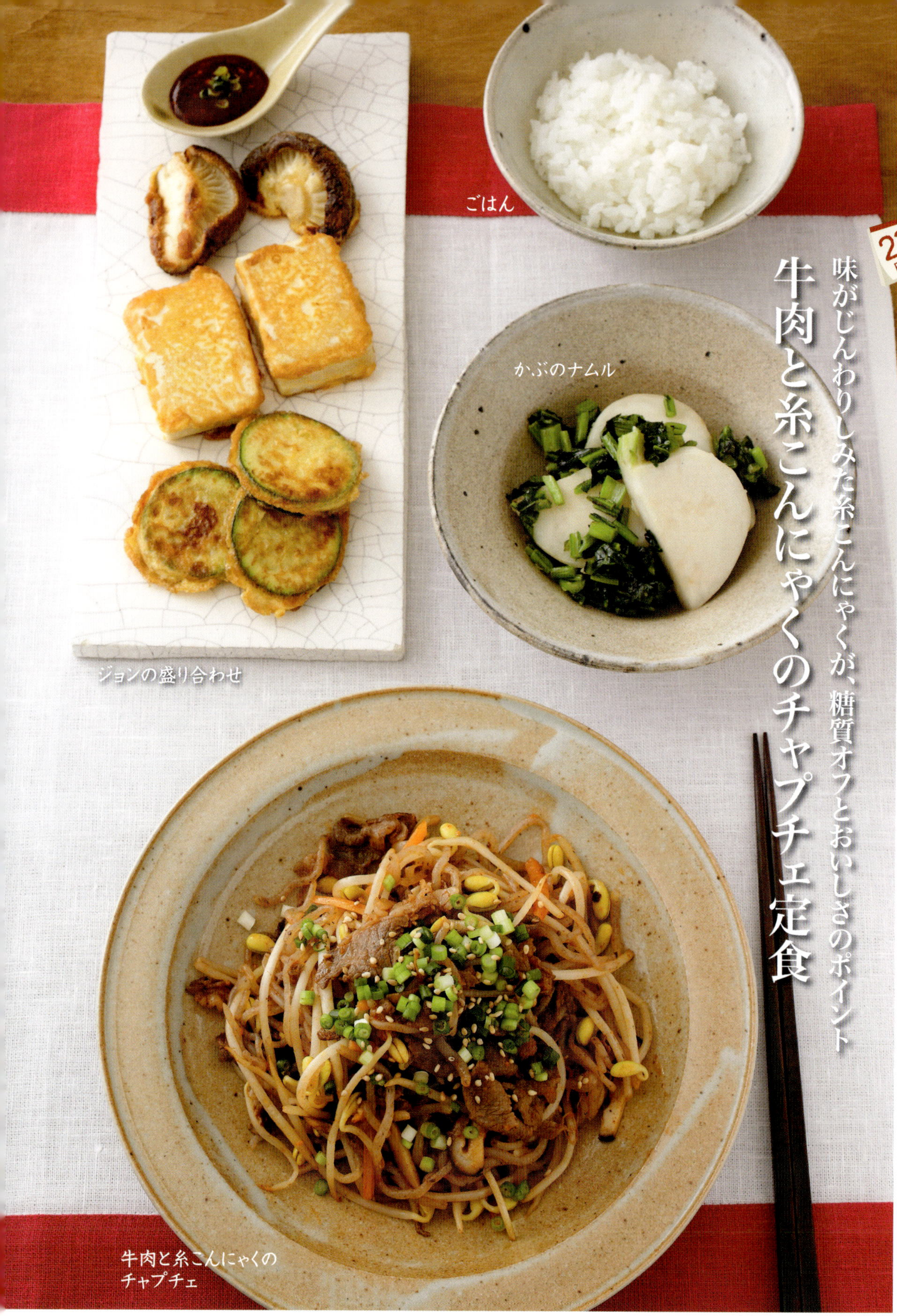
ごはん
かぶのナムル
ジョンの盛り合わせ
牛肉と糸こんにゃくの
チャプチェ

かぶのナムル

材料（1人分）

糖質 2.5g 56kcal

かぶ（根）…3/4個（60g）
かぶ（葉）…20g
にんにく（すりおろし）…2g
塩…少々
ごま油…小さじ1（4g）

作り方

1 かぶの根は1cm幅に切る。かぶの葉は細かい小口切りにする。

2 フライパンに半量のごま油とにんにくを熱し、1を加えて炒め、塩をふる。葉がしんなりしたら火を止める。

3 器に2を盛りつけ、残りのごま油をまわしかける。

ごはん

ごはん…70g

糖質 25.8g 118kcal

ジョンの盛り合わせ

材料（1人分）

糖質 4.5g 192kcal

木綿豆腐…1/6丁（50g）
卵…1個（50g）
ズッキーニ…2.5cm（30g）
しいたけ…1個（15g）
塩・こしょう…各少々
A 白いりごま…ひとつまみ
　万能ねぎ（小口切り）…1g
　穀物酢…小さじ1/2強（3g）
　コチュジャン…小さじ1（6g）
　低糖質甘味料…2つまみ
ごま油…大さじ1/2（6g）

作り方

1 ズッキーニは8mm幅の輪切りにする。しいたけは軸をとり、そぎ切りにして2つに分ける。豆腐は水切りして横半分にスライスする。それぞれに、塩、こしょうをふる。

2 ボウルに卵を割って溶きほぐし、1をそれぞれくぐらせ、ごま油を熱したフライパンで焼く。

3 器に2を盛りつけ、小さな器に合わせたAを入れて添える。

※ジョンをAのソースにつけて食べる

牛肉と糸こんにゃくのチャプチェ

材料（1人分）

糖質 4.6g 213kcal

牛もも肉（うす切り）…60g
しょうゆ（下味）…小さじ1/4（1.5g）
糸こんにゃく…100g
にんじん…2.5cm（10g）
しいたけ…小2個（20g）
豆もやし…40g
A にんにく（すりおろし）…2g
　低糖質甘味料…小さじ1弱
　コチュジャン…小さじ1（6g）
　しょうゆ…小さじ1/6（1g）
ごま油…小さじ1（4g）
白いりごま…小さじ1/2
万能ねぎ（小口切り）…2g

作り方

1 牛肉はひと口大に切り、しょうゆをまぶして下味をつける。糸こんにゃくは下ゆでして粗熱をとり、食べやすい長さに切ったら、フライパンでしっかりからいりする。にんじんはせん切り、しいたけはうす切りにする。

2 フライパンに半量のごま油を入れて熱し、牛肉を炒め、肉の色が変わったら取り出す。

3 同じフライパンに残りのごま油を入れ、野菜を炒める。さらに糸こんにゃくと牛肉をもどし入れて炒め、Aで味をつける。

4 器に3を盛りつけ、ごまと万能ねぎをちらす。

MEMO

通常は春雨を使う「チャプチェ」ですが、春雨は糖質が多いので、低糖質の糸こんにゃくで代用。からいりしてから味つけすることで、食感がよくなります。「ジョン」は小麦粉をまぶした食材を溶き卵につけて焼く韓国の家庭料理。今回は小麦粉を使わない糖質オフバージョンで。ソースは糖質の多いコチュジャンがベースなので、少量にとどめましょう。かぶは、糖質が少ない葉も一緒に「ナムル」に。

合計

糖質 37.4g 579kcal

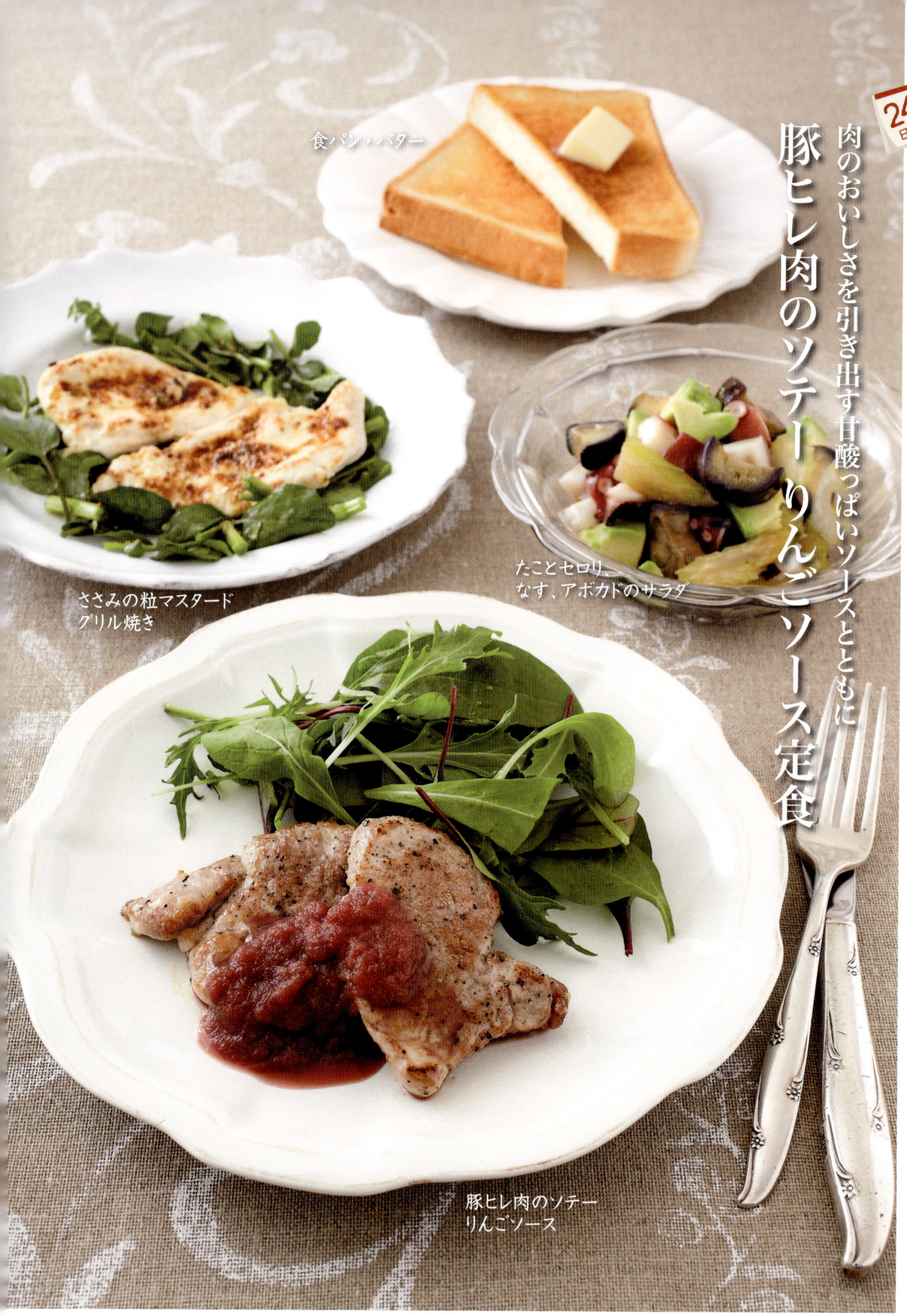
24日目
豚ヒレ肉のソテー りんごソース定食
肉のおいしさを引き出す甘酸っぱいソースとともに
食パン・バター
ささみの粒マスタード
グリル焼き
たことセロリ、
なす、アボカドのサラダ
豚ヒレ肉のソテー
りんごソース

たことセロリ、なす、アボカドのサラダ

材料（1人分）

糖質 3.2g 182kcal

たこ(ゆで)…40g
アボカド…1/4個弱(40g)
セロリ(茎)…40g
なす…1/2本強(50g)
オリーブオイル…小さじ1(4g)
A ポン酢しょうゆ…小さじ1(5g)
　オリーブオイル…小さじ1/2(2g)

作り方

1 たことアボカドは1cm角に切る。

2 セロリは斜めうす切りにする。なすは1cm幅の半月切りにする。

3 フライパンにオリーブオイルを熱し、2をしんなりするまで炒める。

4 ボウルに1と3、合わせたAを入れてあえ、冷蔵庫で冷やす。

MEMO

「豚ヒレ肉のソテー」のソースで使っているりんごは糖質が多く、半分食べるだけで約13g。そこで、少量でも味を楽しめるフルーツソースにするのも手です。今回使った豚肉とは、酸味と甘みのバランスがよく好相性。隠し味に使った赤ワインも糖質を気にしなくていい食材です。

ささみの粒マスタードグリル焼き

材料（1人分）

糖質 0.6g 143kcal

鶏ささみ…小2本(80g)
塩・こしょう…各少々
A マヨネーズ…大さじ3/4強(10g)
　粒マスタード…小さじ1/6
クレソン…15g
B 粒マスタード…小さじ1/6
　白ワインビネガー(穀物酢でも代用可)…小さじ1/5(1g)
　しょうゆ…小さじ1/6(1g)
　低糖質甘味料…ひとつまみ
　オリーブオイル…小さじ1/2(2g)

作り方

1 ささみは観音開き(P37写真)にして、塩、こしょうをふる。

2 1にAをのせて、グリルで6分程度焼く。

3 クレソンは3〜4cm長さに切り、合わせたBとあえ、器に盛る。

4 3の上に2を盛りつける。

食パン・バター

糖質 26.6g 204kcal

食パン(トースト)…6枚切り1枚(60g)
有塩バター…大さじ1/2(6g)

豚ヒレ肉のソテーりんごソース

材料（1人分）

糖質 5.7g 221kcal

豚ヒレ肉…1枚(100g)
塩・こしょう…各少々
りんご…1/6個(40g)
A 赤ワイン…1/4カップ(50mℓ)
　塩・こしょう…各少々
　低糖質甘味料…小さじ1/4
　しょうゆ…2滴
有塩バター…4g
オリーブオイル…小さじ1/2(2g)
ベビーリーフ…適宜

作り方

1 豚肉は包丁の背でたたき、塩、こしょうをする。

2 りんごは皮をむいて、小さめに切る。フライパンにバターを熱し、りんごとAを加えてしんなりするまで火を通し、粗熱をとる。

3 ミキサー(もしくはブレンダー)に2を入れて混ぜ、ピューレ状にする(下写真)。

4 フライパンにオリーブオイルを熱し、1の両面を焼く。

5 器に4を盛りつけ、3をかけ、ベビーリーフを添える。

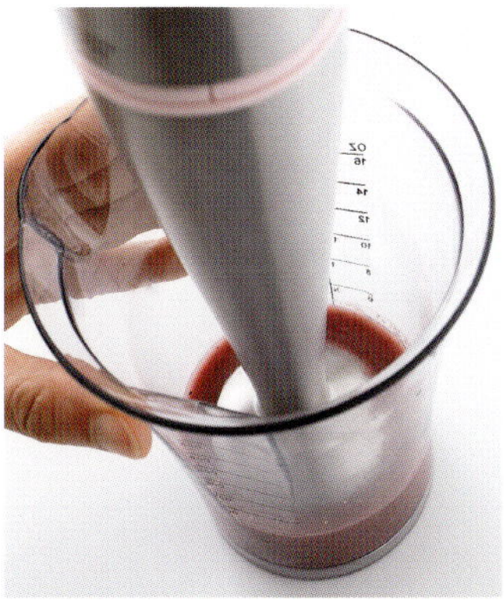

熱いままミキサーやブレンダーにかけるとやけどをする心配がありますので、かならず粗熱をとってから混ぜます

合計

糖質 36.1g 750kcal

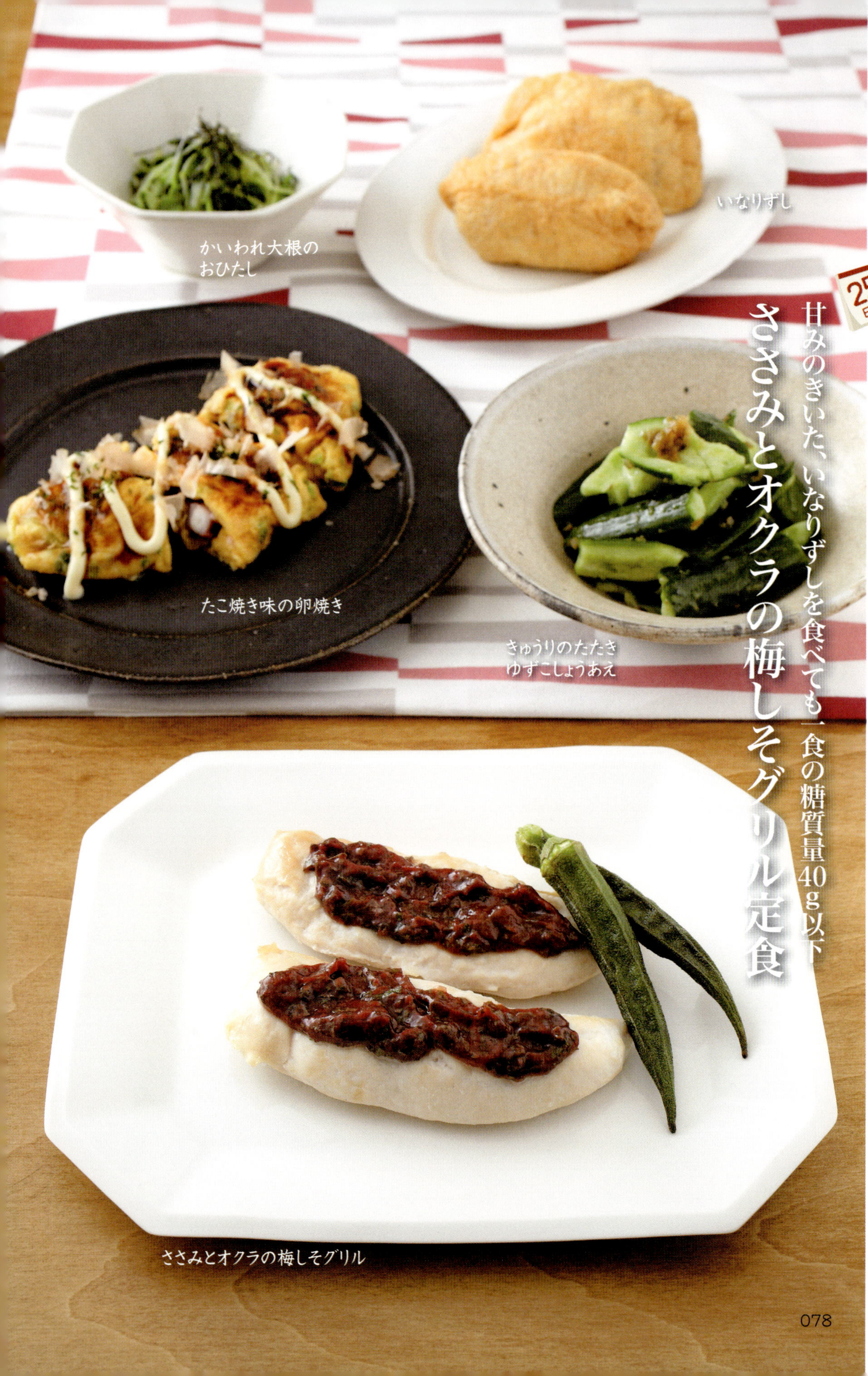
25日目
ささみとオクラの梅しそグリル定食
甘みのきいた、いなりずしを食べても一食の糖質量40g以下
いなりずし
かいわれ大根の
おひたし
たこ焼き味の卵焼き
きゅうりのたたき
ゆずこしょうあえ
ささみとオクラの梅しそグリル

きゅうりのたたき ゆずこしょうあえ

糖質 1.5g 24kcal

材料（1人分）

きゅうり…2/3本（75g）
ゆずこしょう…1g
ごま油（あれば白）…小さじ1/3（1.5g）

作り方

1 きゅうりは縦半分に切って、スプーンで種をとり、包丁でたたいてひと口大にし、塩もみ（塩は分量外）する。しんなりしたら水で洗い、水けをしっかりしぼる。

2 ボウルに 1 とゆずこしょう、ごま油を入れてあえる。

※仕上げにゆずこしょうをのせても

いなりずし

糖質 31.6g 297kcal

材料（1人分）

油揚げ…大1枚（40g）
ごはん…80g
A めんつゆ（3倍濃縮）…大さじ1（18g）
　しょうゆ…数滴
　低糖質甘味料…小さじ1/3
　水…60〜70mℓ

作り方

1 油揚げは半分に切って、熱湯にくぐらせて油抜きする。

2 小鍋に 1 とAを一緒に入れて落としぶたをして煮る。煮汁が4分の1程度になったら火を止め、そのまま煮汁の中で冷ます。

3 ごはんを半量ずつ 2 に詰める。

たこ焼き味の 卵焼き

糖質 3.2g 144kcal

材料（1人分）

たこ（ゆで）…30g
卵…1個（50g）
A 紅しょうが（みじん切り）…3g
　万能ねぎ（小口切り）…3g
　揚げ玉…2g
中濃ソース…小さじ1（6g）
マヨネーズ…小さじ1/2（2g）
青のり…少々
かつお節…少々
オリーブオイル…小さじ1/2（2g）

作り方

1 たこは1㎝角に切る。

2 ボウルに卵を割り入れてほぐし、1 とAを加えて混ぜる。

3 フライパンにオリーブオイルを熱し、2 をふんわりとオムレツ状に焼く。

4 3 を食べやすい大きさに切って器に盛りつけ、ソースをぬり、マヨネーズをかけ、青のりとかつお節をちらす。

ささみとオクラの 梅しそグリル

糖質 1.2g 116kcal

材料（1人分）

鶏ささみ…2本（100g）
オクラ…2本（20g）
ねり梅（梅肉チューブでも代用可）…12g
大葉（みじん切り）…1.5〜2枚

作り方

1 ささみとオクラをグリルで様子を見ながら6分程度焼く。

2 ボウルにねり梅と大葉を入れて混ぜ合わせる。

3 鶏肉に 2 をぬって、器に盛りつけ、オクラを添える。

かいわれ大根の おひたし

糖質 1.4g 14kcal

材料（1人分）

かいわれ大根…1パック（50g）
ポン酢しょうゆ…小さじ1（5g）
焼きのり（細切り）…少々

作り方

1 かいわれ大根を熱湯でさっとゆで、水けをしぼる。

2 器に 1 を盛り、ポン酢をかけ、のりをちらす。

合計

糖質 38.9g 595kcal

MEMO

「梅しそグリル」は、これだけの量でも糖質わずか1.2g。「卵焼き」の味はまさにたこ焼き！　たこ焼きは小麦粉を多く使うのでNGですが、これならソースの量さえ守れば手軽に似た味わいが楽しめます。砂糖でしっかりと甘みをつけた油揚げと酢めしで作る「いなりずし」は、通常、高糖質ですが、油揚げの味つけの調味料や詰めるごはんを酢めしにしないなどの工夫で、食卓にのせることができます。

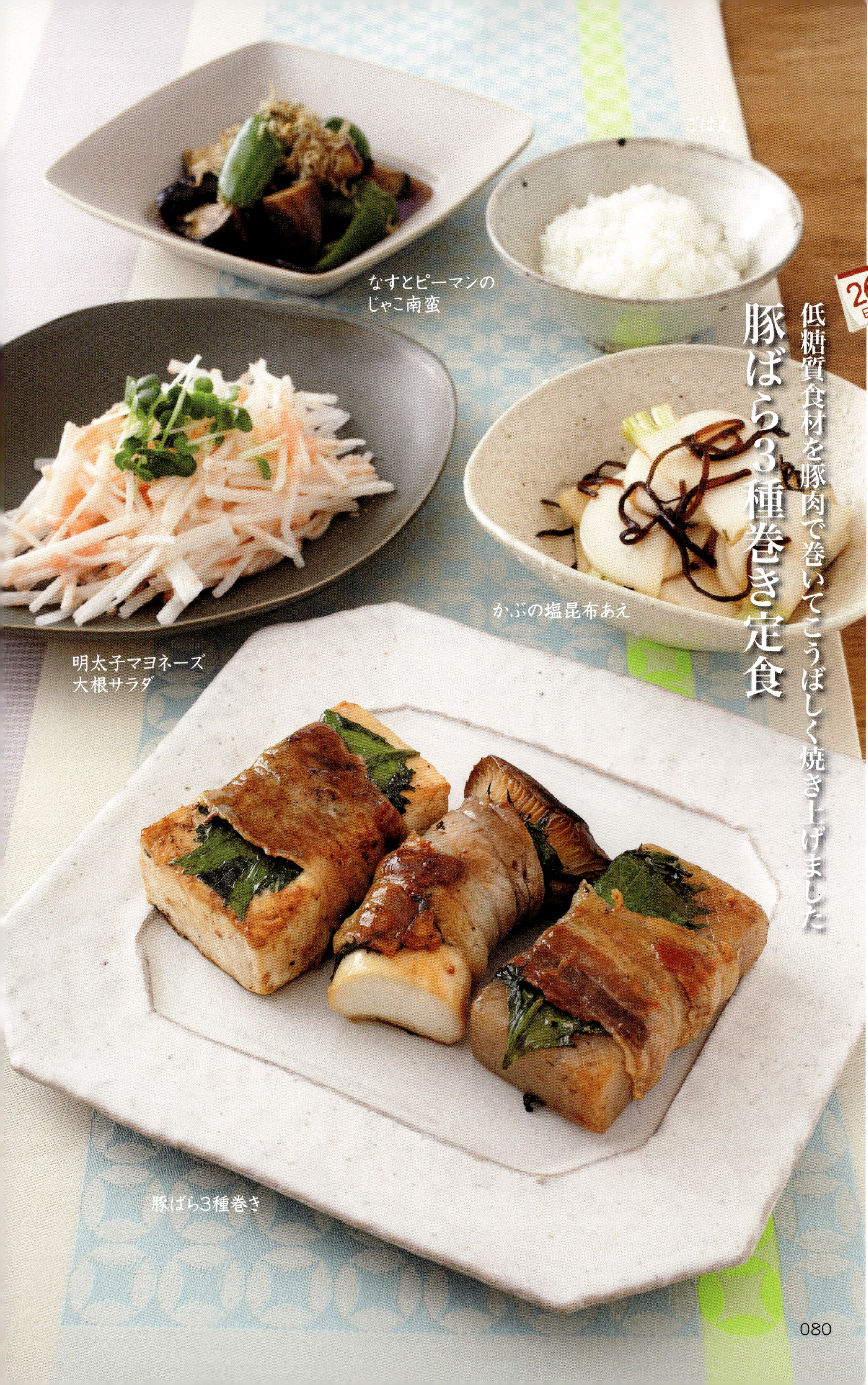
ごはん
なすとピーマンの
じゃこ南蛮
明太子マヨネーズ
大根サラダ
かぶの塩昆布あえ
豚ばら3種巻き

26日目

豚ばら3種巻き定食

低糖質食材を豚肉で巻いてこうばしく焼き上げました

かぶの塩昆布あえ

糖質 3.4g 21kcal

材料（1人分）

かぶ（根）…1個（80g）
塩昆布…4g

作り方

1 かぶはよく洗い、皮ごと4つ割りにしてからうす切りにする。

2 ボウルに1と塩昆布を入れてあえ、味がなじむまで2〜3時間おく。

ごはん

糖質 25.8g 118kcal

ごはん…70g

MEMO

「豚ばら3種巻き」は豆腐、エリンギ、こんにゃくを大きいまま豚肉で巻いています。どれも噛みごたえがあり食感を楽しめます。副菜3品は野菜を中心にしてヘルシーに。

明太子マヨネーズ大根サラダ

糖質 2.7g 46kcal

材料（1人分）

辛子明太子…1/6腹（10g）
大根…2.5cm（80g）
マヨネーズ…大さじ1/2（6g）
かいわれ大根（半分に切る）…適宜

作り方

1 明太子はうす皮をとる。大根はせん切りにする。

2 ボウルに明太子とマヨネーズを入れてよく混ぜ、大根を加えてあえる。

3 器に2を盛りつけ、かいわれ大根をのせる。

なすとピーマンのじゃこ南蛮

糖質 4.6g 57kcal

材料（1人分）

なす…1本（80g）
ピーマン…1個（30g）
ちりめんじゃこ…3g
A めんつゆ（3倍濃縮）…小さじ2（12g）
　穀物酢…小さじ1（5g）
　水…小さじ1（5mℓ）
　低糖質甘味料…ひとつまみ
ごま油…小さじ1（4g）

作り方

1 なすはひと口大の乱切りにする。ピーマンは縦半分に切って種をとり、ひと口大の乱切りにする。

2 フライパンにごま油小さじ2/3を熱し、1を炒める。

3 器に合わせたAを注ぎ、2を入れる。

4 フライパンに残りのごま油を熱してじゃこを炒め、3にのせる。

※冷蔵庫で冷やして食べるのもおすすめ

豚ばら3種巻き

糖質 3.1g 286kcal

材料（1人分）

豚ばら肉…15g×3枚（45g）
木綿豆腐…1/3丁（100g）
エリンギ…大1本（40g）
こんにゃく…70g
大葉…6枚
★にんにくしょうゆ（P27）…小さじ1弱（5g）
塩・こしょう…各少々

作り方

1 豆腐はしっかり水けを切る。こんにゃくは下ゆで後、味が入りやすくなるように両面に細かく斜めに切り目を入れる。豚肉は塩、こしょうをふる。

2 豆腐の両面を大葉ではさみ、豚肉を巻きつける。エリンギ、こんにゃくも同様にする。

3 フライパンを弱〜中火で熱し、2を肉のつなぎ目を下にしてのせ、途中ペーパータオルで脂をふきながら両面焼く。

4 中まで火が通ったら火を止め、にんにくしょうゆをからめる。

合計

糖質 39.6g 528kcal

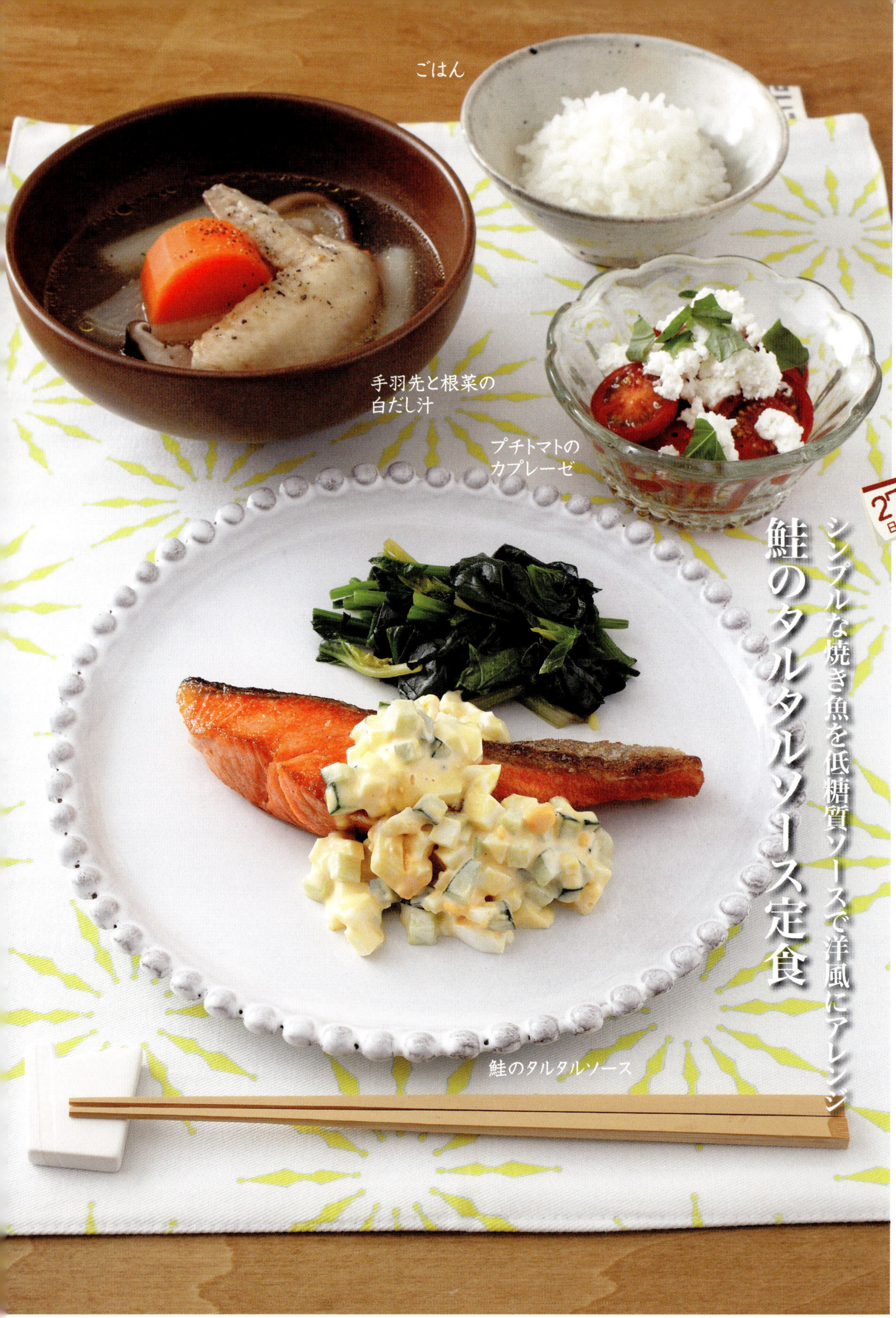
27日目
鮭のタルタルソース定食
シンプルな焼き魚を低糖質ソースで洋風にアレンジ
ごはん
手羽先と根菜の白だし汁
プチトマトのカプレーゼ
鮭のタルタルソース

手羽先と根菜の白だし汁

材料（1人分）

糖質 5.8g 112kcal

鶏手羽先…1本（45g）
大根…3cm（100g）
にんじん…1/6本（20g）
長ねぎ…15cm（30g）
しいたけ…1～1 1/2個（15g）
水…1カップ（200mℓ）
白だし（市販品）…小さじ1（6g）
塩…ひとつまみ
オリーブオイル…小さじ1/2（2g）
あらびき黒こしょう…適宜

作り方

1 手羽先は下ゆでする。大根は縦半分に切って2cm幅に切り、下ゆでする。しいたけは軸をとって半分に切る。長ねぎは半分の長さに切る。

2 鍋に水と白だし、1、にんじん、を入れて煮込み、手羽先に火が通ったら塩で味をととのえ、オリーブオイルをまわしかけて火を止める。

3 器に2を盛りつけ、黒こしょうをふる。

プチトマトのカプレーゼ

材料（1人分）

糖質 4.3g 55kcal

プチトマト…6～7個（70g）
フレッシュバジル…1枚
カッテージチーズ…大さじ1（15g）
塩・こしょう…各少々
オリーブオイル…小さじ1/2（2g）

作り方

1 プチトマトは横半分に切ってボウルに入れ、塩、こしょう、オリーブオイルとあえ、器に盛る。

2 1にカッテージチーズをのせ、ちぎったバジルを飾る。

ごはん

糖質 25.8g 118kcal

ごはん…70g

鮭のタルタルソース

材料（1人分）

糖質 1.0g 227kcal

生鮭…1切れ（80g）
ゆで卵（かため）…1/2個
きゅうり…1/4本（25g）
マヨネーズ…大さじ1（12g）
塩・こしょう…各少々
オリーブオイル…小さじ1/2（2g）
ほうれん草（8cm長さに切る）…1株（30g）
有塩バター…2g

作り方

1 鮭に塩、こしょうをふる。ゆで卵はみじん切りにする。きゅうりは3～5mm角に切る。

2 ボウルに卵ときゅうり、マヨネーズを合わせて、タルタルソースを作る（下写真）。

3 フライパンにオリーブオイルを熱し、鮭を両面焼く。

4 器に3を盛り、2をかける。

5 別のフライパンにバターを熱し、ほうれん草をソテーしたら、4に添える。

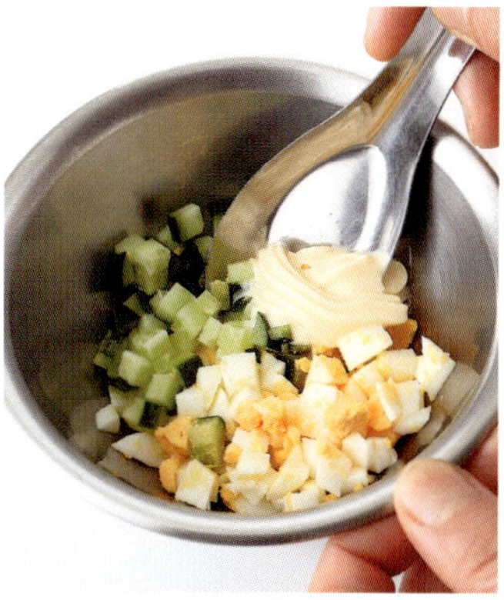

きゅうりはみじん切りでなく、3～5mm角に切ることで食べごたえを出します

MEMO

「タルタルソース」は一般的にはピクルス（きゅうりや玉ねぎなどを砂糖が入った酢に漬けたもの）を刻んで作りますが、今回は生のきゅうりのみを使って低糖質に。「カプレーゼ」はトマト&モッツァレラチーズの組み合わせが定番ですが、今回はよりカロリーが少ないカッテージチーズを使っています。どちらのチーズも糖質は少ないので、カロリーを気にしなければモッツァレラチーズを使用してもOK。

合計

糖質 36.9g 512kcal

28日目

鶏もも肉のトマトチーズ焼き定食

ローカーボな食材を中心に作った、パワフルなメインディッシュ

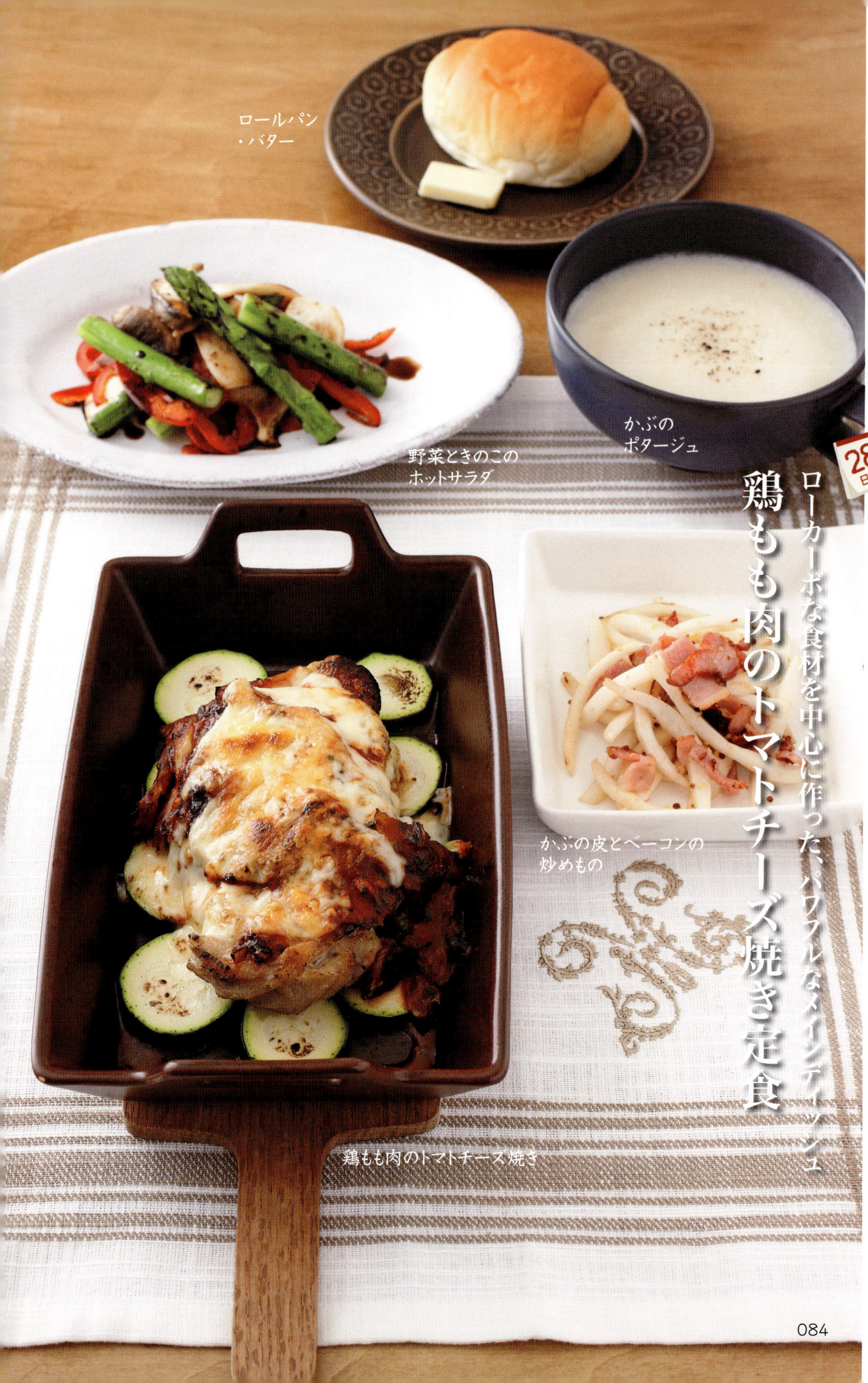
ロールパン
・バター
かぶの
ポタージュ
野菜ときのこの
ホットサラダ
かぶの皮とベーコンの
炒めもの
鶏もも肉のトマトチーズ焼き

かぶのポタージュ

材料（1人分）

糖質 4.0g
68kcal

かぶ（根）
…大1個（120g）
無調整豆乳…1/4カップ（50mℓ）
水…適宜
塩・こしょう…各少々
有塩バター…小さじ1（4g）

作り方

1 かぶはよく洗って皮を少し厚めにむき、小さめに切る。
※皮はとっておき、「かぶの皮とベーコンの炒めもの」に使用する。

2 小鍋にバターを熱して 1 を炒め、ひたひたの水でかぶがやわらかくなるまで8分程度煮て、粗熱をとる。

3 ミキサー（もしくはブレンダー）に 2 のかぶを入れて攪拌し、なめらかなペースト状にする。

4 小鍋に 3 を注ぎ、豆乳を加えて弱火にかけ、塩、こしょうで味をととのえる。

ロールパン・バター

材料（1人分）

糖質 18.7g
172kcal

ロールパン…1個（30g）
有塩バター
…大さじ1/2（6g）

野菜ときのこのホットサラダ

材料（1人分）

糖質 4.0g
66kcal

グリーンアスパラガス
…2本（40g）
赤パプリカ…1個（40g）
エリンギ…1本（30g）
塩・こしょう…各少々
バルサミコ酢…小さじ1/2強（3g）
オリーブオイル…小さじ1弱（3g）

作り方

1 アスパラガスは下のほうの皮をピーラーでむき、3等分にする。パプリカ、エリンギは5mm幅に縦に切る。

2 フライパンにオリーブオイルを熱し 1 を炒め、塩、こしょうをふる。

3 器に 2 を盛りつけ、バルサミコ酢をかける。

かぶの皮とベーコンの炒めもの

材料（1人分）

糖質 1.7g
71kcal

かぶの皮
…「かぶのポタージュ」で残ったもの全量
ベーコン…1.5cm（10g）
塩・こしょう…各少々
粒マスタード…少々
オリーブオイル…小さじ1/2（2g）

作り方

1 かぶの皮は5mm幅に切る。ベーコンも同様に切る。

2 フライパンにオリーブオイルを熱して 1 を炒め、塩、こしょうと粒マスタードを加えて味をととのえる。

鶏もも肉のトマトチーズ焼き

材料（1人分）

糖質 5.2g
282kcal

鶏もも肉（皮なし）
…120g
ズッキーニ…1/4本（40g）
セロリ…40g
にんにく（みじん切り）…1g
トマトピューレ（濃縮3倍）…40g
コンソメ（顆粒）…1g
とろけるシュレッドチーズ
（とろけるチーズでも代用可）…15g
塩・こしょう…各少々
オリーブオイル…小さじ1 1/2（6g）

作り方

1 鶏肉は浅く切り込みを入れ、塩、こしょうをふる。ズッキーニは1cm幅の輪切りにし、塩、こしょうをふる。セロリは茎をうす切りにし、葉をみじん切りにする。

2 フライパンにオリーブオイル小さじ1/2を熱し、鶏肉の両面に焼き色をつけて取り出す。

3 2 のフライパンの油をペーパータオルでふき、残りのオリーブオイルとにんにくを熱し、セロリを炒める。しんなりしてきたら、トマトピューレとコンソメを加えてひと煮立ちさせ、火を止める。

4 耐熱皿にズッキーニを並べ、中央に 2 をのせ、3 をかけてチーズをちらし、200度のオーブン（オーブントースターの場合はアルミホイルをかける）で様子を見ながら10分程度焼く。

合計

糖質 33.6g　659kcal

MEMO

「トマトチーズ焼き」のトマトソースには、玉ねぎの代わりに低糖質のセロリを使用。「ホットサラダ」のパプリカは糖質の多い野菜ですが、彩りよく仕上げるために量を守って調理しましょう。「ポタージュ」と「炒めもの」で、かぶの根を皮ごといただけて、ムダなしです。粒マスタードを炒めものに少量加えると味に変化がついて、塩分をおさえられます。

29日目

オリジナルな焼き肉のたれがからんで、はしが止まらない！

牛肉と彩り野菜の炒めもの定食

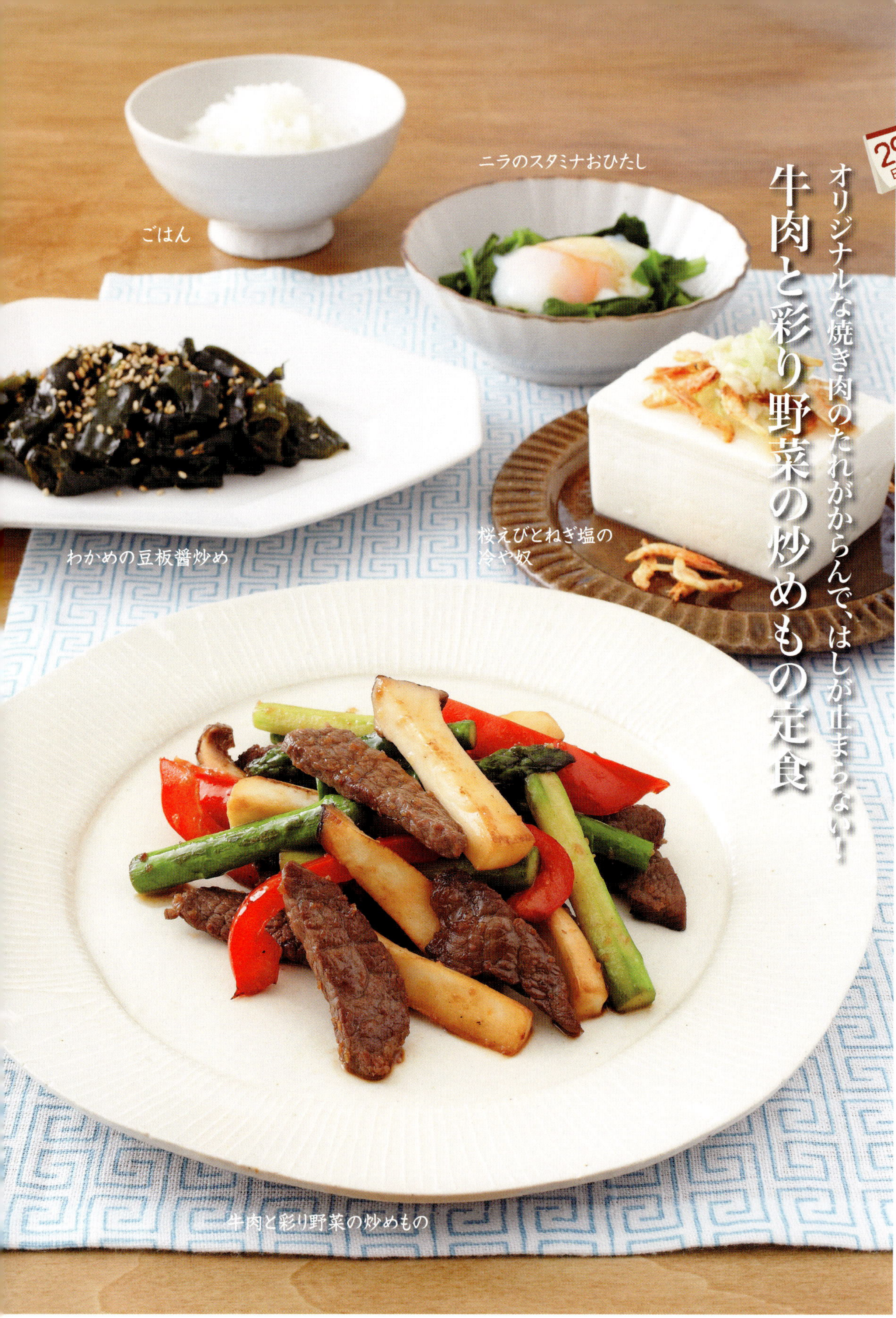

ニラのスタミナおひたし

材料（1人分）

糖質 1.0g 86kcal

温泉卵…1個
ニラ…1/3束（35g）
★にんにくしょうゆ（P27）…小さじ2/3（4g）

作り方

1 ニラはさっとゆでて3cm長さに切り、器に盛りつける。

2 1に温泉卵をのせ、にんにくしょうゆをかける。

桜えびとねぎ塩の冷や奴

材料（1人分）

糖質 2.8g 124kcal

絹豆腐…1/2丁（150g）
桜えび…2g
★ねぎ塩だれ（P26）…大さじ2/3（10g）

作り方

1 桜えびはフライパンでからいりする。

2 絹豆腐を器に盛り、1とねぎ塩だれをのせる。

ごはん

糖質 25.8g 118kcal

ごはん…70g

牛肉と彩り野菜の炒めもの

材料（1人分）

糖質 4.7g 209kcal

牛もも肉…60g
グリーンアスパラガス…2本（40g）
赤パプリカ…1個（40g）
エリンギ…1本（30g）
★焼き肉のたれ（P26）…大さじ1（18g）
ごま油…小さじ1（4g）

作り方

1 アスパラガスは下のほうの皮をピーラーでむき、3〜4等分に切る。赤パプリカ、エリンギはアスパラガスの太さと同程度の幅に縦に切る。

2 牛肉は1cm幅の細切りにし、焼き肉のたれの3分の1の量をもみ込む。

3 フライパンにごま油の半量を熱し、2を入れて両面に焼き目をつけて一度取り出す。

4 同じフライパンに残りのごま油を入れ、1を炒める。火が通ったら3をもどし入れ、残りのたれを入れてからめる。

わかめの豆板醤炒め

材料（1人分）

糖質 1.8g 35kcal

生わかめ…60g
長ねぎ（みじん切り）…4g
豆板醤…小さじ1/2弱（3g）
しょうゆ…小さじ1/2（3g）
ごま油…小さじ1/2（2g）
白いりごま…ひとつまみ

作り方

1 わかめは洗って水けをしぼり、ざく切りにする。

2 フライパンにごま油を熱し、長ねぎと豆板醤を入れて炒める。1を加えてさらに軽く炒め、しょうゆを入れて火を止める。

3 器に2を盛りつけ、ごまをふる。

MEMO

「冷や奴」は低糖質食材の豆腐にうまみを引き出す桜えびと自家製のねぎ塩だれが絶妙なバランス。桜えびのうまみで、塩分を減らしてもおいしくいただけます。「スタミナおひたし」のニラと卵はいずれも低糖質食材。「豆板醤炒め」のわかめも糖質は極めて少なく、含まれる食物繊維が糖質の吸収をゆるやかにして、血糖値の急上昇を防ぐことにつながります。

合計

糖質 36.1g 572kcal

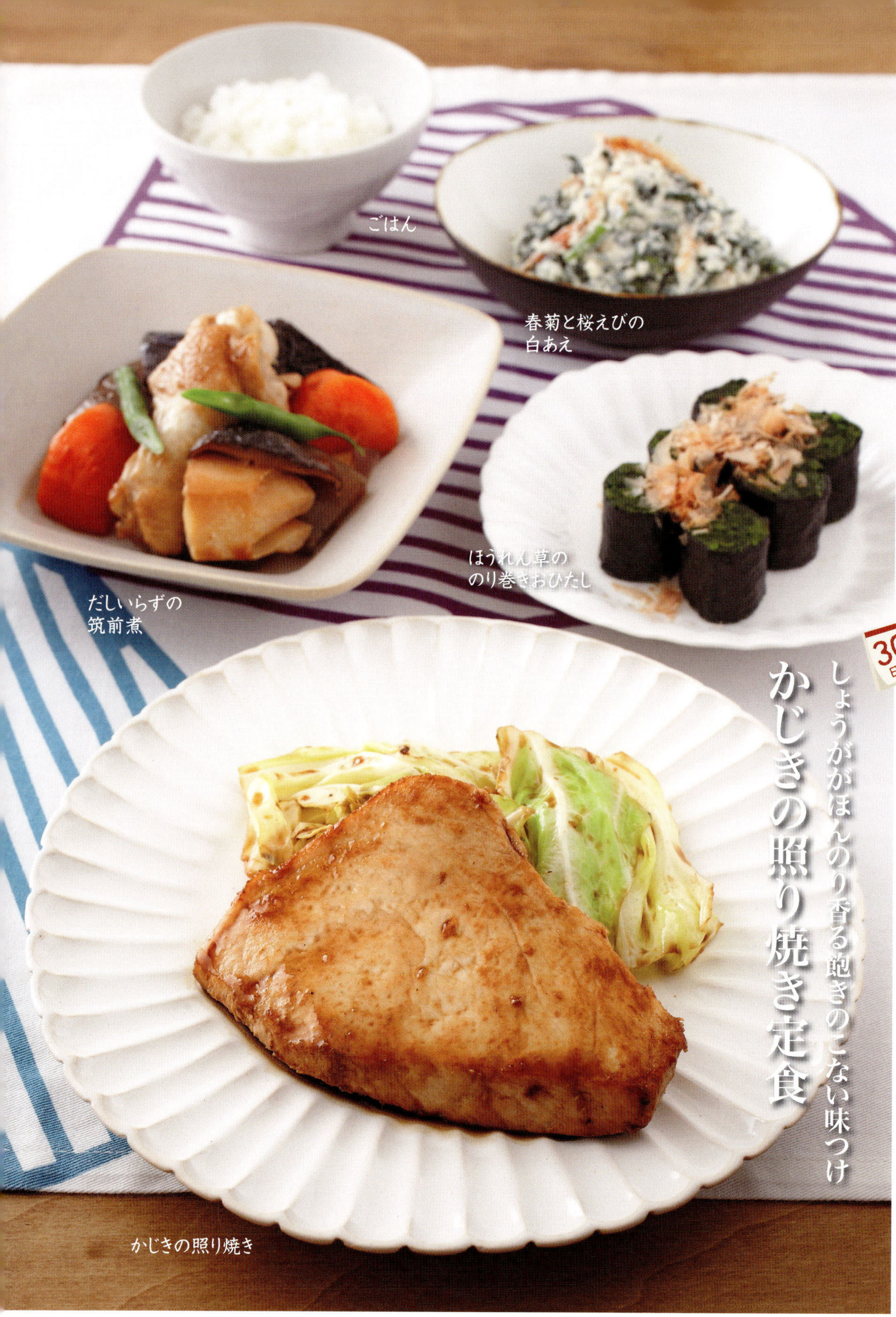

30日目

かじきの照り焼き定食

しょうががほんのり香る飽きのこない味つけ

ほうれん草の のり巻きおひたし

材料（1人分）

糖質 1.0g 17kcal

ほうれん草…2株（60g）
焼きのり…1/3枚（1g）
めんつゆ（3倍濃縮）…小さじ1/2（3g）
かつお節…1/3パック（1g）

作り方

1 ほうれん草はさっとゆで、冷水にとる。水けをしぼり、めんつゆをかける。

2 1をのりで巻き、6等分にして器に盛りつけ、かつお節をかける。

MEMO

自家製の「照り焼きのたれ」は低糖質なので、かじきと一緒にキャベツにもからめて食べられます。通常みりんと砂糖を使う「筑前煮」を、鶏肉からのだしとしいたけのもどし汁のうまみ、低糖質甘味料で低糖質に仕上げています。

だしいらずの筑前煮

材料（1人分）

糖質 5.8g 166kcal

鶏手羽元…1本（50g）
こんにゃく…30g
にんじん…1/4本（30g）
たけのこの水煮…40g
干ししいたけ…1個（5g）
干ししいたけのもどし汁…100㎖
いんげん（さっとゆで斜め半分に切る）…1本
しょうゆ…大さじ1/2（9g）
低糖質甘味料…小さじ1/3
ごま油…小さじ1/2（2g）

作り方

1 手羽元は火が入りやすいように切り込みを入れ、フライパンにごま油を熱して、表面に焼き色をつける。

2 こんにゃくは下ゆでして、ひと口大に切る。にんじんは乱切りにする。たけのこはさっとゆでて乱切りにする。干ししいたけはもどして、軸をとり2〜3等分に切る。

3 鍋にしいたけのもどし汁と1を入れてふたをし、5分ほど煮る。

4 3に2を加え、しょうゆと低糖質甘味料を入れて、煮汁が鍋底から1㎝になるまで煮詰める。

5 器に4を盛りつけ、いんげんを飾る。

ごはん

ごはん…70g

糖質 25.8g 118kcal

かじきの照り焼き

材料（1人分）

糖質 2.8g 192kcal

かじきまぐろ…1切れ（100g）
キャベツ…1枚（50g）
★照り焼きのたれ（P26）…大さじ1（18g）
しょうがのしぼり汁…小さじ1/4
ごま油…小さじ1/2（2g）

作り方

1 かじきに塩（分量外）をふり、10分ほど置いてから水けをしっかりふく。キャベツはざく切りにする。

2 フライパンにごま油を熱し、かじきを入れて両面を焼く。フライパンの端でキャベツを炒める。

3 2に照り焼きのたれ、しょうがのしぼり汁を加えてからませる。

春菊と桜えびの白あえ

材料（1人分）

糖質 2.5g 111kcal

絹豆腐…1/4丁（75g）
桜えび…5g
春菊…70g
A 白ねりごま…小さじ1（6g）
　しょうゆ…小さじ1/2（3g）
　低糖質甘味料…小さじ1/8

作り方

1 豆腐は水切りする。

2 桜えびはからいりする。春菊は下ゆでして、1㎝長さに切り、水けをしっかりしぼる。

3 ボウルに1とAを入れてなめらかになるまで混ぜ合わせ、2を加えてあえる。

合計

糖質 37.9g 604kcal

Dr.山田流
糖質制限食

食べてよい食材と量をひかえめにする食材

糖質量が少ない食材と多い食材を把握しておけば、材料選びに役立ちます。
糖質量が多い食材は、量をはかってひかえめに食べましょう。

	食べてよい食材	量をひかえめにする食材
穀類		米（ごはん・かゆ・もち）、小麦（パン類・麺類・小麦粉・餃子の皮・ピザ生地など）、そば、うどん、コーンフレーク、ビーフン
いも類	こんにゃく	さつまいも、じゃがいも、やまいも、くず、春雨
甘味料	エリスリトール主成分の低糖質甘味料（商品名：パルスイート・シュガーカットゼロ・ラカントS）	砂糖、和三盆、黒糖、グラニュー糖、はちみつ、メープルシロップ
豆類	大豆、大豆製品（豆腐・納豆・豆乳・湯葉・油揚げ・厚揚げなど）、枝豆	あずき、いんげん豆、えんどう、そら豆、ひよこ豆、レンズ豆
種実類	アーモンド、杏仁、カシューナッツ、くるみ、けし、ごま、ピスタチオ、ピーナッツ、マカダミアナッツ	ぎんなん、栗
野菜類	あさつき、オクラ、大葉、かぶ、カリフラワー、きゅうり、小松菜、ぜんまい、大根、たけのこ、チコリ、チンゲン菜、唐辛子、なす、にがうり、ニラ、長ねぎ、バジル、ピーマン、ふき、ブロッコリー、ほうれん草、もやし、レタス、わけぎ、キャベツ、トマト ※使用量100g以上になるときは 注意が必要な野菜 ごぼう、玉ねぎ、フルーツトマト、にんじん、パプリカ、にんにく、ビーツ	かぼちゃ、くわい、とうもろこし、れんこん、ゆりね
果実類	アボカド、オリーブ、ココナッツ	左以外（いちご、みかん、りんご、バナナ、メロンなど）、ドライフルーツ
きのこ類・海藻類・魚介類・肉類・卵	すべてOK	
乳類	牛乳、クリーム（無糖）、ヨーグルト（無糖）、チーズ	コンデンスミルク
油脂類	すべてOK	
アルコール飲料	ウイスキー、ウォッカ、焼酎、ジン、ラム、低糖質発泡酒、赤＆白ワイン（甘口は注意）	紹興酒、日本酒、ビール、ロゼワイン、シャンパン
嗜好飲料	コーヒー（無糖）、紅茶（無糖）、日本茶、ウーロン茶、プーアール茶、ジャスミン茶、糖質ゼロ炭酸飲料など	コーヒー（加糖）、紅茶（加糖）、果汁ジュース、炭酸飲料
調味料・香辛料	こしょう、塩、しょうゆ、酢（できれば穀物酢）、白みそ以外のみそ	トマトケチャップ、砂糖、市販ソース、白みそ、みりん、料理酒

体調はいつも良好、
4キロの体重減も！

山田先生の糖質制限ライフ

患者さんに提供するベストな糖尿病食はなにか？
みずから実践することで、答えを探ってきた山田先生。
毎朝かならず「糖質制限食」を食べ、休日は三食すべて「糖質制限食」の日も。
おいしくて続けやすい、効果も感じられる「Dr.山田流」の原点は、
自宅メニューにありました。

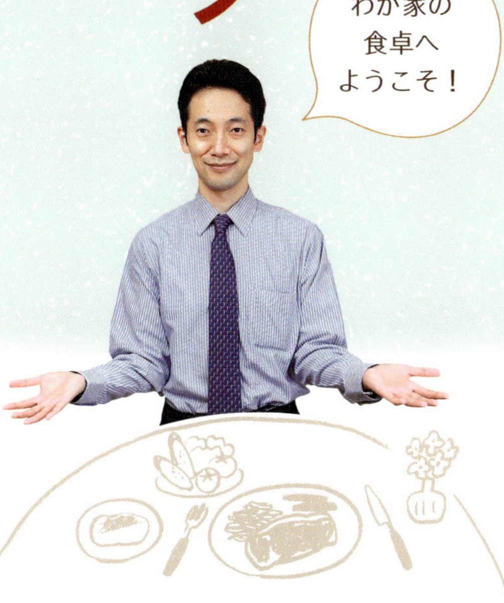

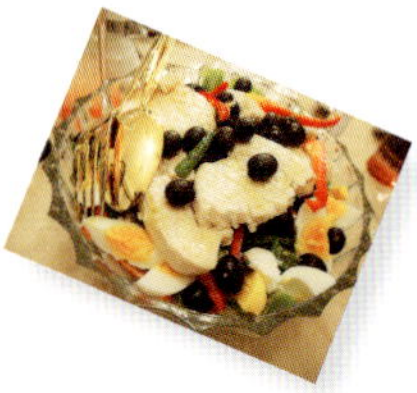

山田家の食事は すべて「おいしい糖質制限食」です

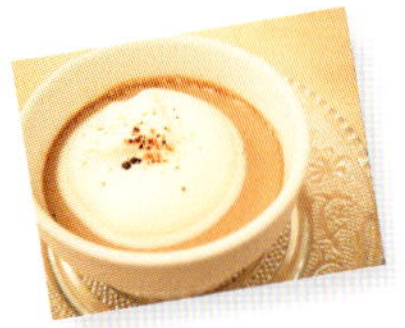

山田家の食卓には、なるほど！ という糖質制限の工夫がいろいろ。
「おいしくて続けやすい糖質制限食」をどのように実践しているか
普段の食事や食べ方、自宅での低糖質レシピを教えてもらいました。

運動なしで体重減も経験 山田先生の糖質制限食

率先して糖質制限食を実践している山田先生。家族がサポートし、低糖質でかつ、味やボリュームとのバランスが考えられた食事が日々、食卓に並びます。

「料理のレパートリーは日々増えていて飽きることはなく、食事制限をしているという感覚はまったくありません」（山田先生）

本書で紹介するすべてのレシピも先生が太鼓判を押すメニューばかりです。

「私自身、糖質制限食をはじめてからの大きな変化はスマートになったこと。カロリーは気にせず食べていましたし、たとえばオリーブオイルを食事ごとにたっぷり摂取することが続いても、気づいたらやせていたのです」

あえて〝運動をしなくても〟やせられたうえ〝体型を維持し続けられている〟ことの驚き。糖質制限食のメリットを先生自身が実感しています。

「糖質はあらゆるものに含まれるので、ふだんの意識が大切です。食品を買うときにはまず〝糖質〟表示を見る習慣ができればいいですね。〝炭水化物〟量は、イコール〝ほぼ糖質〟と考えていいです。調理される方は、家庭の味を生かしながら、砂糖やみりん、主食の量だけ注意してください。夕食が家族ばらばらでそろいにくければ、わが家のように朝食はかならず糖質制限食にするなど、ライフスタイルにあわせるのも長続きのコツでしょう」

ある日の食事を追っかけ！

7:00 朝食 @自宅

- チーズの入ったオムレツ
- しめじとほうれん草のソテー
- チーズとハムのクロワッサンサンド
- プルーン入りヨーグルト
- 紅茶

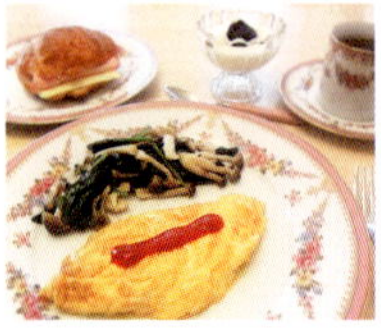

合計 糖質 29.0g

12:30 昼食 @北里研究所病院 食堂「つくし」

- 糖質制限メニュー（鶏もも肉のソテー ジェノベソース／れんこんチップときのこのサラダ／オクラと卵のコンソメスープ／低糖質パン&バター）

満腹ランチでこの日は間食なし！

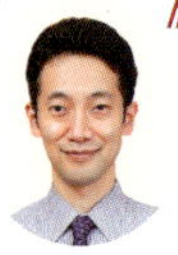

合計 糖質 32.4g

21:00 夕食 @自宅

- ラタトゥイユと生ハムの冷製パスタ
- 豚肉のハーブ焼き
- ズッキーニとモッツァレラチーズのバジルサラダ
- 赤ワイン

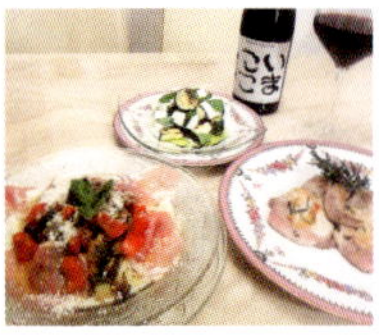

合計 糖質 38.0g

家族と楽しむ糖質制限食

山田家の食事ポイント

季節ごとの食材を楽しむ

旬食材

「食事から季節を感じられるのが日本の文化。旬の食材は栄養価が高く、低価格なので積極的に使いたいものです。糖質制限では魚や野菜をたっぷり食べられ、こうした日本の食文化を楽しみやすい食事といえます」(山田先生)

日持ちするおかずをストック アレンジ加えて使いまわす

常備菜

低糖質甘味料を使って味つけしたひじきの煮つけや肉みそ、野菜たっぷりのラタトゥイユ、野菜のマリネなどを時間のとれるときに多めに作って保存しています。

「ふすま粉パン」をお取り寄せ 糖質量は市販の約2〜3分の1

パン

材料にふすま粉を使った低糖質パンを取り寄せています(シニフィアン・シニフィエ ウェブショップ http://s-s.shop-pro.jp/)。冷凍で届くので自然解凍したあと、オーブントースターで表面がかりっとする程度焼き、バターをつけて食べています。

低糖質甘味料を使えば スイーツも楽しめます

スイーツ

食事の糖質が少ないときには、食事にフルーツや低糖質甘味料を使った自家製デザートを食べています。「低糖質なチョコレートやケーキなどのスイーツを購入することもあります」(山田先生)

山田先生にお聞きします！

糖質制限食をご自身でも実践していて、よかったことは？

実は、以前にカロリー制限食を実践していたのですが、日中、空腹にかられるなど、どこかもの足りなさを感じていました。糖質制限食に切り替えてからは、おなかいっぱいになるまで食べられるし、「これなら患者さんたちが無理なく続けられるだろうな」と身を持ってわかるようになりましたね。

ご家庭での糖質制限メニューでいちばんおいしいものは？

家庭で作ってもらう糖質制限食はなんでもおいしいです。おすすめを挙げるとすれば、ラタトゥイユはよく作り置きしてあって、野菜を手軽にたくさん食べられますし、和風の味つけでも楽しめます。あとは、ポトフ。具材がごろっと大きく満足感があります。寒い時期には体を温める意味でもよいと思います。

外食でも糖質制限を意識していますか？

外食することも多いですが、「炭水化物」をひかえ気味にすれば実践しやすいです。サラダはできるだけオーダーするようにし、粉もの、ごはんものは少量に、肉、魚、卵、大豆製品のメニューをチョイス。家族の記念日などは糖質制限コースを提供しているレストランに行ってお店のシェフと情報交換することもあります。

山田家のレシピ

「脂質やたんぱく質」は制限なしでOK
糖質わずか3g以下のメインおかず

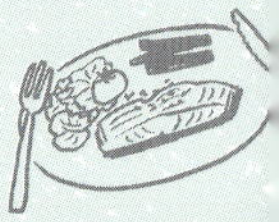

肉や魚介、オリーブオイルなどは心ゆくまで食べてよし、としている山田先生のご自宅。調理もシンプル、手間要らずのボリュームおかずを紹介してもらいました。

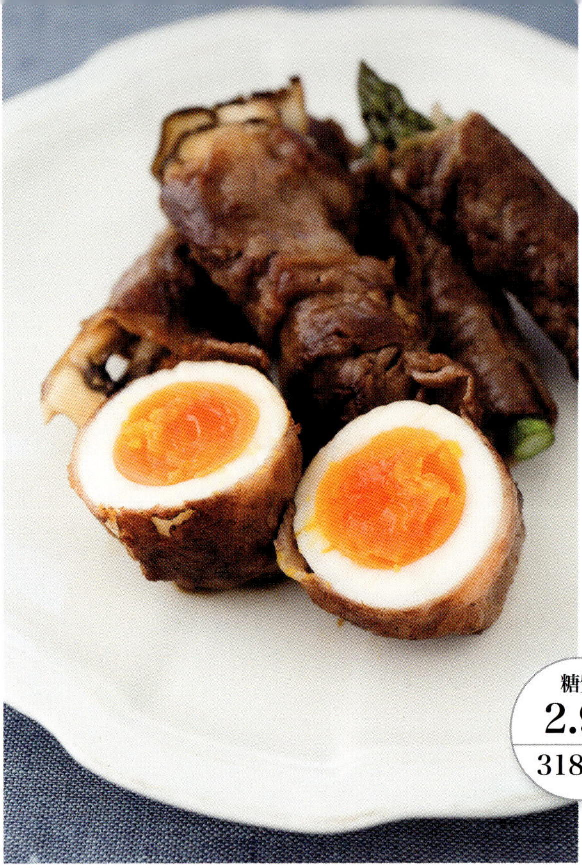

糖質
2.9g
318kcal

ゆで卵・まいたけ・アスパラガスの牛肉巻き

牛肉の中には３種の低糖質食材
甘辛なにんにくじょうゆがたまらない

材料（１人分）

牛もも肉（うす切り）…70g
卵…1個
グリーンアスパラガス…2本（40g）
まいたけ…40g
A　にんにく（すりおろし）…2g
　しょうゆ…大さじ2/3（12g）
　低糖質甘味料…小さじ2/3
　焼酎…小さじ1
ごま油…小さじ1（4g）

作り方

1 卵は水から6分30秒〜7分間ゆでて、すぐに冷水にとって殻をむく。アスパラガスは下のほうの皮をピーラーでむき、3〜4等分に切り、さっとゆでる。まいたけは2つにさく。

2 アスパラガスは3〜4本をまとめ、牛肉で巻いたものを2つ作る。まいたけは牛肉で巻いたものを2つ、ゆで卵は全体を牛肉でくるんだものを1つ作る。

3 フライパンにごま油を熱し、**2**を入れて焼く。焼き目がつき、中まで火が通ったら、合わせたAを入れて味をからめる。

4 器にアスパラガスとまいたけの牛肉巻き、半分に切った卵の牛肉巻きを盛りつける。

糖質オフ食材　**卵**

１個の糖質量はわずか0.2g。手軽に食べられるたんぱく源です。
※一部のブランド卵で糖質量の多いものがあります。栄養成分表示を確認してください。

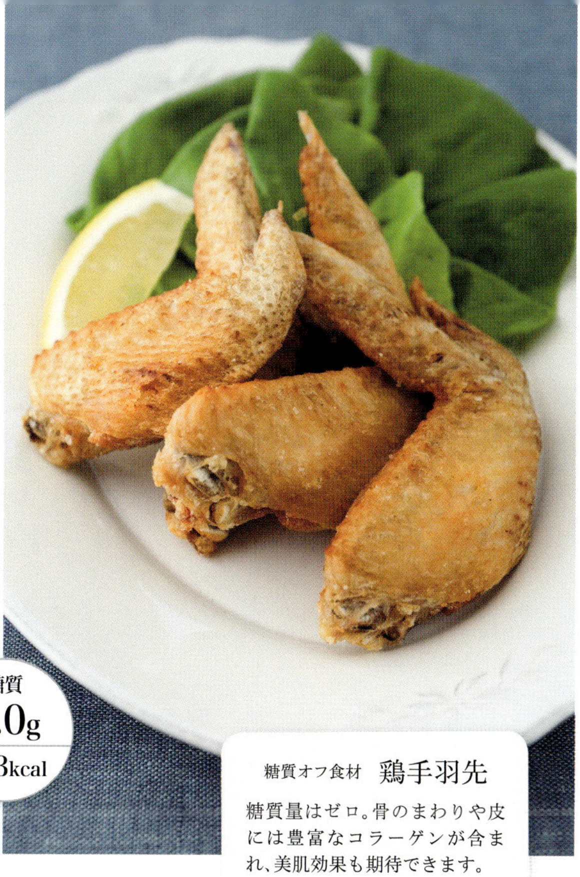

糖質
2.0g
403kcal

鶏手羽先の素揚げ ガーリックソルト味

粉をふらなくても外はカリッ
レモン果汁はかけすぎると
糖質アップに

材料（1人分）

鶏手羽先…3本（135g）
サラダ菜…2枚
レモン（くし形切り）…1/12個
ガーリックソルト…少々
揚げ油…適量

作り方

1 手羽先は火が入りやすくなるように、軽く切り込みを入れる。

2 1を揚げ油で揚げ、ガーリックソルトをふる。

3 器にサラダ菜をしき、2を盛りつけ、レモンを添える。

糖質オフ食材　**鶏手羽先**

糖質量はゼロ。骨のまわりや皮には豊富なコラーゲンが含まれ、美肌効果も期待できます。

えびとズッキーニのオーブン焼き

糖質
2.1g
181kcal

ガーリックオイルで食欲を増進
アツアツのうちに召し上がれ！

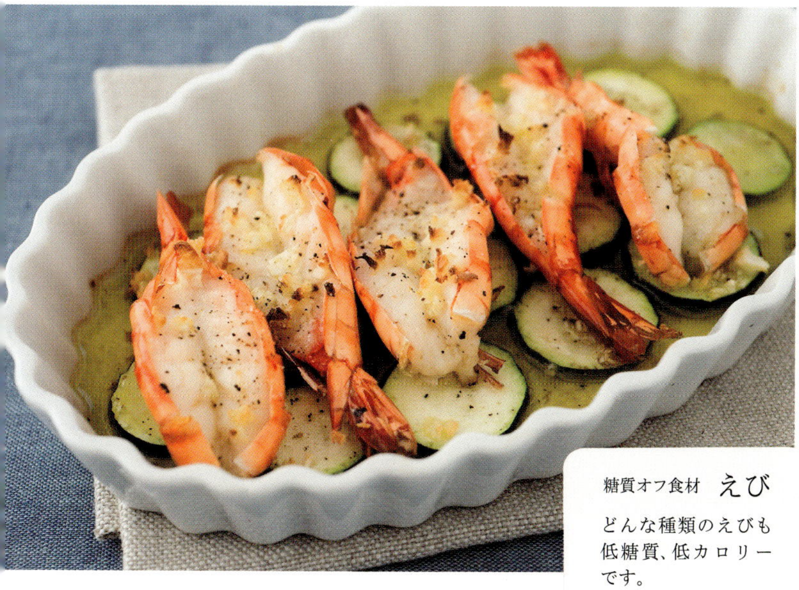

材料（1人分）

えび（ブラックタイガー）…5尾（80g）
ズッキーニ…2/3本（100g）
にんにく（みじん切り）…1片（6g）
塩・こしょう…各少々
オリーブオイル…適量

作り方

1 えびは殻をむかずに背わたをとって、背中から包丁を入れて開く。ズッキーニは8㎜幅の輪切りにする。

2 耐熱皿にズッキーニをしき、塩、こしょうをふる。その上にえびをのせ、えびにも塩、こしょうをふる。

3 2ににんにくをちらし、オリーブオイルを底が埋まる程度（大さじ1程度）まで注ぐ。

4 3をオーブン（オーブントースターの場合はアルミホイルをかける）で、様子を見ながら15分程度焼く。

糖質オフ食材　**えび**

どんな種類のえびも低糖質、低カロリーです。

鶏もも肉のグリル ねぎ塩だれ

かけるだけでおいしいねぎ塩だれ
鶏皮はパリッと焼いて

糖質 1.7g
304kcal

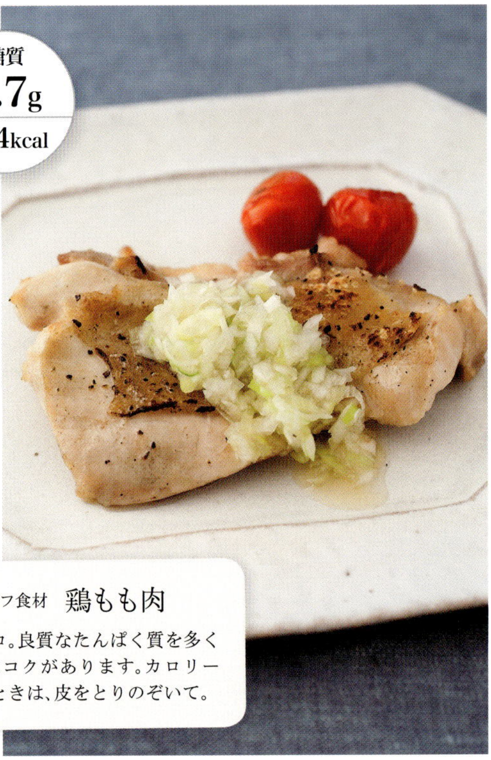

材料（1人分）

鶏もも肉（皮つき）…120g
塩・こしょう…各少々
長ねぎ（みじん切り）…10g
塩…少々
ごま油…大さじ1/2（6g）
プチトマト…2個（20g）

作り方

1 鶏肉はすじ切りをして、塩、こしょうをふる。

2 **1**をグリル（フライパンでも可）で、様子を見ながら10分程度焼く。残り2分になったらプチトマトも一緒にグリルに入れて焼く。

3 ボウルに長ねぎを入れ、塩と熱したごま油を入れて混ぜる。

4 器に鶏肉を盛りつけ、**3**をかけ、プチトマトを添える。

糖質オフ食材　**鶏もも肉**

糖質量はゼロ。良質なたんぱく質を多く含み、味にはコクがあります。カロリーが気になるときは、皮をとりのぞいて。

さばときのこのアンチョビバター焼き

粉をつけずにソテーすれば
余計な糖質を減らせます

糖質 1.4g
309kcal

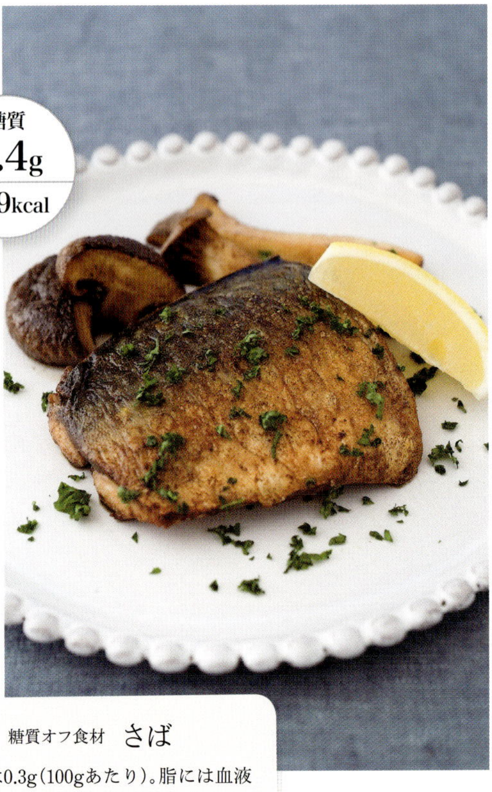

材料（1人分）

さば…1切れ（100g）
エリンギ…1/2本（15g）
しいたけ…1個（15g）
アンチョビペースト…2g
塩・こしょう…各少々
無塩バター…大さじ1（12g）
パセリ…適宜
レモン（くし形切り）…1/12個

作り方

1 無塩バターとアンチョビペーストは常温にもどしておく。

2 さばに塩、こしょうをふる。エリンギは縦半分に切る。しいたけは軸をとって、半分に切る。

3 フライパンに合わせた**1**を熱し、さばを入れて両面焼く。フライパンの端でエリンギとしいたけも焼く。

4 器に**3**を盛りつけ、さばにパセリをふり、レモンを添える。

糖質オフ食材　**さば**

糖質量は0.3g（100gあたり）。脂には血液をサラサラにするはたらきがあります。

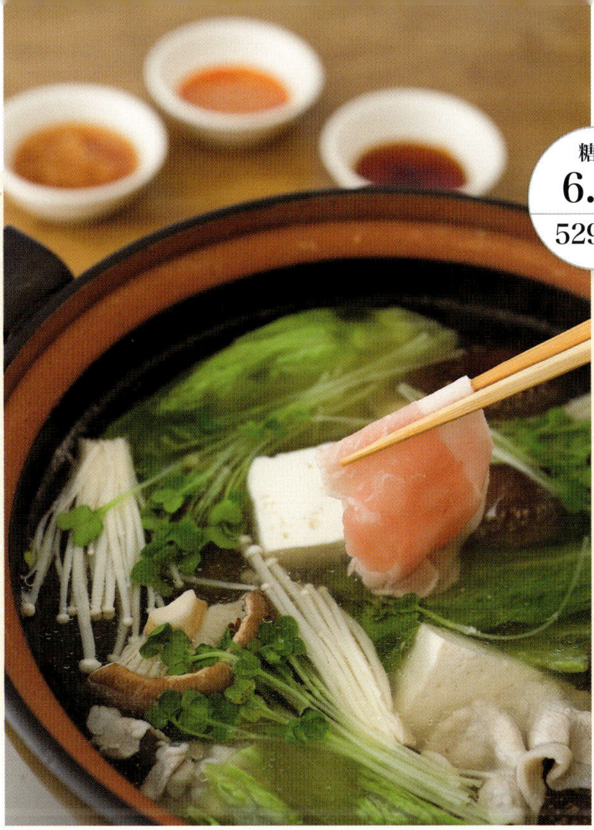

糖質 6.0g 529kcal

3種のたれで飽きがこない

おうちでラクラク！低糖質なべ

忙しい日の夕飯には低糖質食材をまとめて鍋にするのがおすすめ！ポン酢ベースの3種のたれで味に変化もつけられます。レタスとかいわれはさっとくぐらすだけにして食感を楽しみます。

材料（1人分）

豚ロース肉（しゃぶしゃぶ用）…150g
木綿豆腐（3〜4㎝角に切る）…1/2丁（150g）
レタス（大きめにちぎる）…5枚（100g）
かいわれ大根…1/2パック（25g）
しいたけ（半分に切る）…2〜3個（30g）
えのきたけ（ほぐす）…1/2袋（40g）
だし昆布…1g
水…適量

作り方

1 鍋にだし昆布と水を入れ、沸騰したら豆腐、しいたけ、えのきを入れる。

2 豚肉とレタス、かいわれ大根は、鍋の中にさっと泳がす程度で引き上げ、お好みで3種のたれにつけて食べる。

山田家では鍋のしめは卵ぞうすいが定番。ごはん70gと卵1個を使って作っても、1食の糖質量は40g以下。

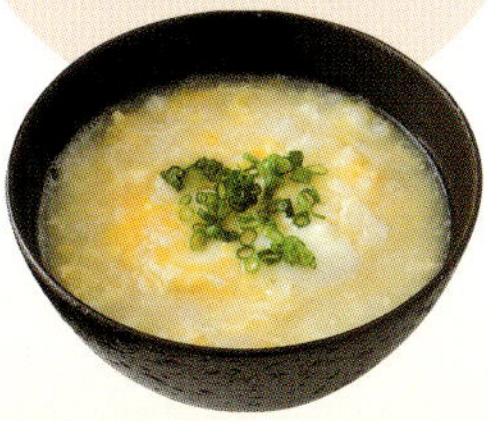

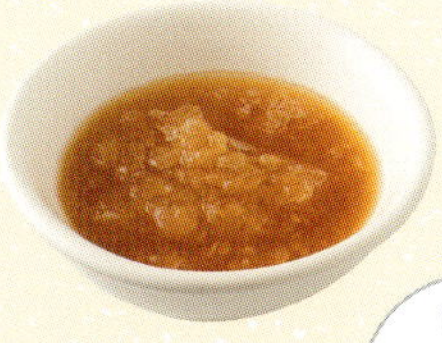

おろしポン酢だれ

糖質 3.2g 17kcal

材料（1人分）

大根おろし…25g
ポン酢しょうゆ…大さじ1（15g）

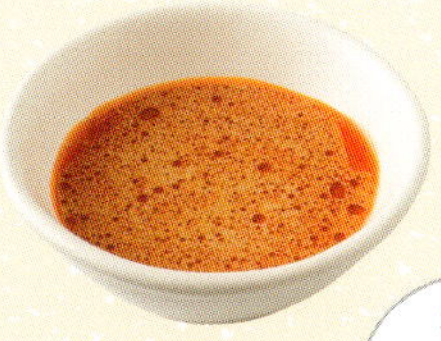

ねりごまポン酢だれ

糖質 3.1g 89kcal

材料（1人分）

白ねりごま…10g
ポン酢しょうゆ…大さじ1（15g）
低糖質甘味料…2〜3つまみ
ラー油…小さじ1/2（2g）

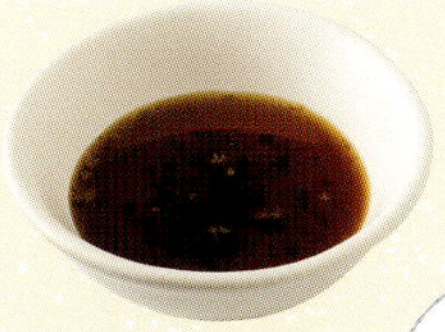

ゆずこしょうポン酢だれ

糖質 4.0g 13kcal

材料（1人分）

ゆずこしょう…少々
ポン酢しょうゆ…大さじ1（15g）

山田家のレシピ

作り置いて使いまわせる ヘルシー常備菜カタログ

糖質制限食を続けるには、手間なく調理できることがポイント。常備菜をまとめて作っておけば、そのまま食べてもちょい足しに使っても便利です。

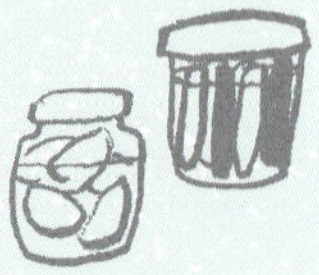

きほん

特製ラタトゥイユ

野菜のおいしさをぎゅっと凝縮
糖質削減のため、玉ねぎは不使用

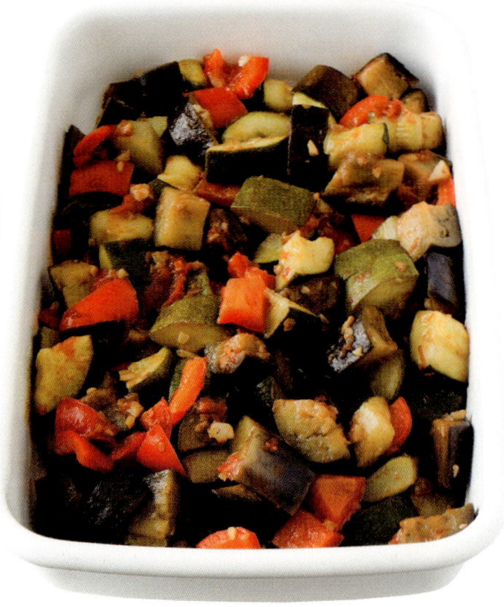

100g中
糖質 **3.2g**
52kcal

材料（作りやすい分量）

なす…3本（240g）
ズッキーニ…小2本（250g）
赤パプリカ…大2個（100g）
ホールトマト缶…100g
にんにく（みじん切り）…1～2片（10g）
コンソメ（顆粒）…4g
塩・こしょう…各少々
オリーブオイル…大さじ2（24g）

作り方

1 なす、ズッキーニ、赤パプリカは1～1.5cm角に切る。

2 フライパンに半量のオリーブオイルとにんにくを熱し、**1**を炒める。ホールトマトを手でつぶしながら加え、コンソメと塩、こしょうを加えて煮込む。

3 **2**の水分が少なくなったら残りのオリーブオイルをまわしかけて火を止める。

4 容器に**3**を入れて粗熱をとり、冷蔵庫で冷やす。

保存と使いまわしのコツ

冷蔵庫で4～5日程度。冷凍保存も可能。パスタの具材や白身魚のソース、肉料理のつけ合わせに。

使いまわし アレンジ

ラタトゥイユとチーズのオムレツ

ごろっと野菜とチーズを卵がやさしく包みます

材料（1人分）

卵…1個
◎特製ラタトゥイユ…50g
とろけるシュレッドチーズ（とろけるチーズでも代用可）…15g
オリーブオイル…小さじ1（4g）
ベビーリーフ…適宜

糖質 **2.0g**
195kcal

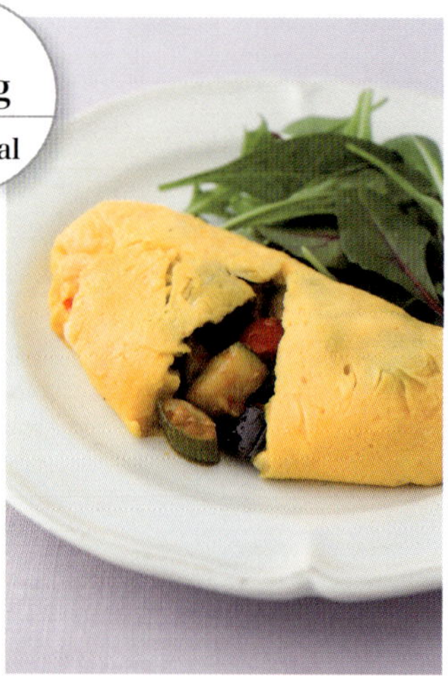

作り方

1 ボウルに卵を割って溶きほぐす。

2 フライパンにオリーブオイルを熱し、**1**を流し入れ、特製ラタトゥイユとチーズをのせて、ふんわりとオムレツ状に焼く。

3 器に**2**を盛りつけ、ベビーリーフを添える。

きほん

にんじんとカリフラワーのマリネ

野菜の甘みとマリネ液のやさしい酸味がちょうどよいバランス

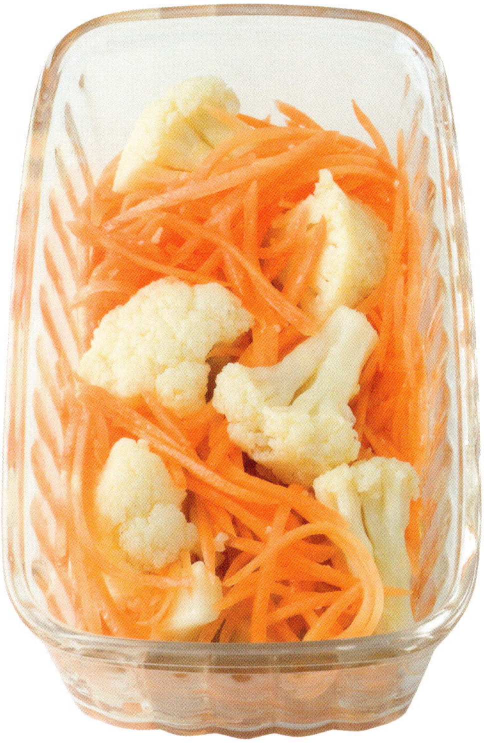

100g中
糖質 3.3g
109kcal

材料（作りやすい分量）

にんじん…大1本（200g）
カリフラワー…1株（350g）

A | 穀物酢…大さじ4（60g）
  | オリーブオイル…大さじ5（60g）
  | 低糖質甘味料…小さじ1 1/3
  | 塩…2.5g
  | こしょう…少々

作り方

1 にんじんはスライサーでせん切りにする。カリフラワーは小房に分け、4分程度ゆでる。

2 ボウルに 1 とAを入れてあえ、容器に移し替えて半日ほど冷蔵庫でおく。

保存と使いまわしのコツ

冷蔵庫で 3 日程度。オレンジ＆ほたてとあえたり、魚のカルパッチョの添えものに。

使いまわしアレンジ

サーモンとアボカドのサラダ

彩りも美しい一品に。フランスパンにのせてもおしゃれ

材料（1人分）

スモークサーモン…30g
アボカド…1/2個（50g）
◎にんじんとカリフラワーのマリネ…50g
サラダ菜…4〜5枚（20g）

A | レモン汁…小さじ1
  | オリーブオイル…小さじ1

糖質 2.6g
237kcal

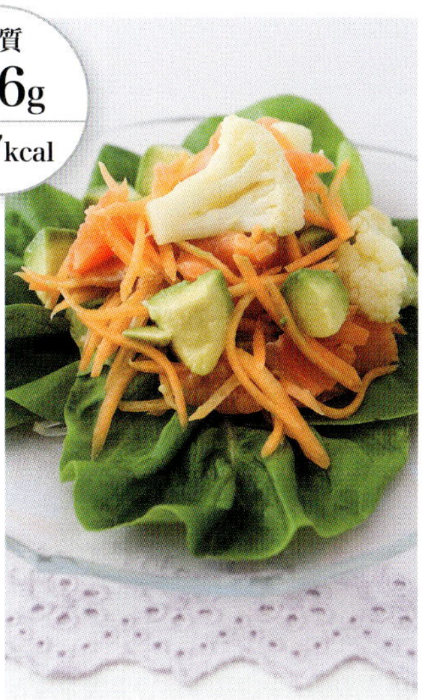

作り方

1 アボカドは1cm角に切る。サーモンはひと口大に切る。

2 ボウルに 1 とにんじんとカリフラワーのマリネ、Aを入れてあえ、味をみて必要なら塩、こしょう（分量外）をふる。

3 器にサラダ菜をしき、2 を盛りつける。

100g中
糖質
2.7g
108kcal

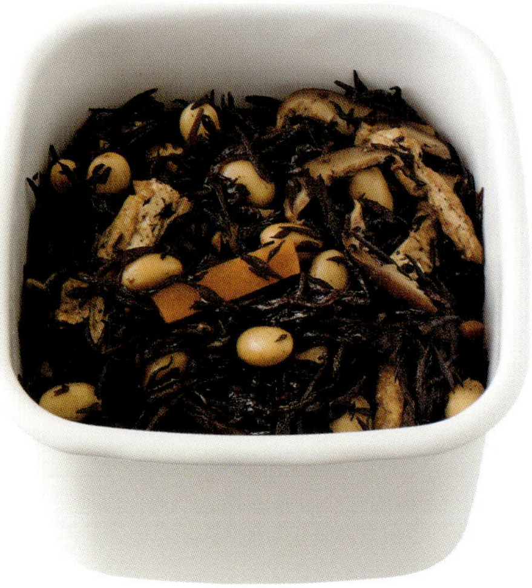

おむすびにしてもおいしい！

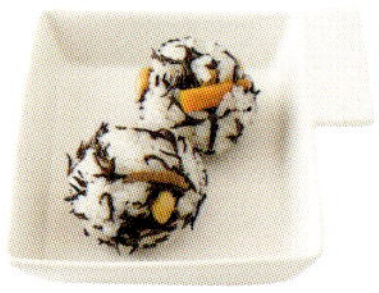

きほん

ひじきの煮つけ

できたてでも冷めてもおいしい
お弁当のおかずにもぴったりな
常備菜の定番

材料（作りやすい分量）

ひじき（乾燥）…15g
干ししいたけ…1個（5g）
油揚げ…30g
にんじん…10g
大豆水煮…40g
A　かつおだし…100mℓ
　　低糖質甘味料…小さじ1
　　しょうゆ…大さじ$\frac{1}{2}$（9g）
ごま油…小さじ1（4g）

作り方

1 ひじきは水でもどして、水けを切る。干ししいたけは水でもどして、軸をとり、うす切りにする。油揚げは熱湯にくぐらせて油抜きし、5㎜幅の細切りにする。にんじんは1㎝幅の短冊切りにする。

2 フライパンにごま油を熱し、ひじきとにんじんを炒める。

3 **2**に火が通ってきたら、しいたけ、油揚げ、大豆、Aを加えて煮込む。ひじきがふっくらして、煮汁がひたひたになったら火を止める。

保存と使いまわしのコツ　冷蔵庫で4～5日程度。冷凍保存も可能。卵焼きに混ぜたり、白あえやつくねの具に加えるなど。

使いまわし
アレンジ

ひじきの豆腐ハンバーグ

やさしいひじきの味わいがふわっと口に広がるヘルシーバーグ

材料（1人分）

木綿豆腐…$\frac{1}{2}$丁（150g）
◎ひじきの煮つけ…30g
グリーンアスパラガス…2本（40g）
A　しょうゆ…小さじ$\frac{1}{3}$（2g）
　　塩…少々
　　片栗粉…小さじ$\frac{1}{3}$（1g）
ごま油…大さじ$\frac{1}{2}$（6g）

糖質
4.5g
209kcal

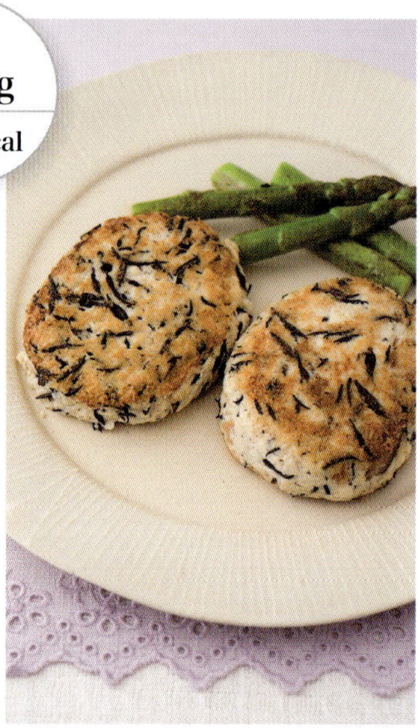

作り方

1 豆腐はしっかり水切りする。アスパラガスは下のほうの皮をピーラーでむき、2等分にする。

2 ボウルに豆腐とひじきの煮つけ、Aを入れてよく混ぜ、2つに分けて小判形のハンバーグ状に成形する。

3 フライパンにごま油を熱し、**2**を両面焼く。フライパンの端でアスパラガスも焼く。

きほん

甘辛にんにく牛肉そぼろ

にんにくがしっかり香るそぼろ
食欲のないときにもお役立ち

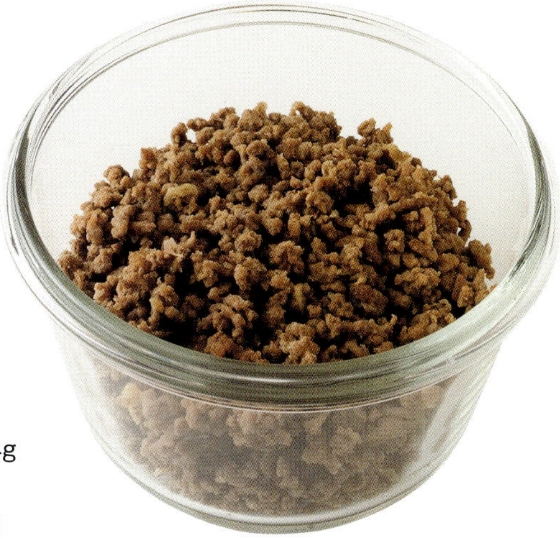

100g中
糖質
1.6g
216kcal

材料（作りやすい分量）

牛ひき肉…150g
A にんにく（すりおろし）…4g
しょうゆ…大さじ1（18g）
低糖質甘味料…小さじ1
ごま油…小さじ1（4g）

作り方

1 フライパンにごま油を熱し、ひき肉を炒める。

2 1にAを加えて、煮汁がなくなるまで炒め煮にする。

保存と使いまわしのコツ
冷蔵庫で４～５日程度。冷凍保存も可能。ごはんに混ぜたり、サラダや冷や奴などのトッピングに。

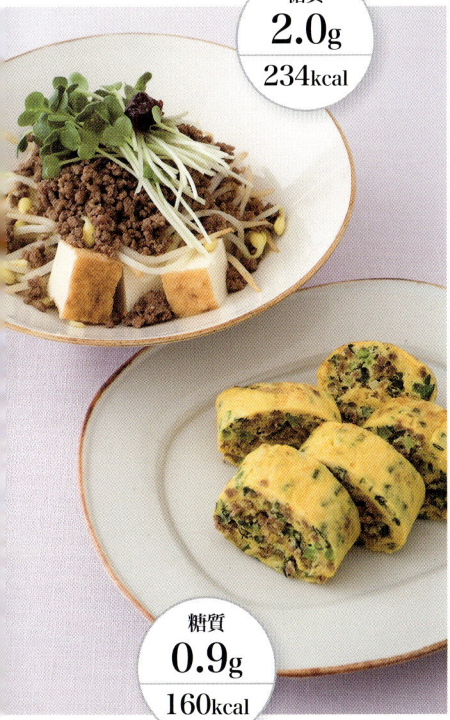

糖質
2.0g
234kcal

糖質
0.9g
160kcal

使いまわし アレンジ

厚揚げと牛肉そぼろのサラダ

牛肉そぼろが厚揚げと豆もやしにおいしくからむ
韓国風の惣菜サラダ

材料（１人分）

◎甘辛にんにく牛肉そぼろ…50g
厚揚げ…75g
豆もやし…50g
かいわれ大根…10g
コチュジャン（お好みで）…小さじ1/3

作り方

1 豆もやしはさっとゆでる。厚揚げは熱湯にくぐらせて油抜きし、2cm角に切る。

2 器に豆もやしと厚揚げを盛りつけ、牛肉そぼろをかけ、かいわれ大根とコチュジャンをのせる。

使いまわし アレンジ

牛肉そぼろの卵焼き

卵１個でもボリュームたっぷり
メインのおかずにもなります

材料（１人分）

卵…1個
◎甘辛にんにく牛肉そぼろ…20g
万能ねぎ（小口切り）…15g
ごま油…小さじ1（4g）

作り方

1 ボウルに卵を割って溶きほぐし、牛肉そぼろと万能ねぎを加えて混ぜる。

2 卵焼き用のフライパンにごま油を熱し、1をふんわりと焼き上げる。

3 2を5等分に切って、器に盛りつける。

山田家のレシピ

お手軽おつまみ

お酒とよく合い、糖質もほんの少しだけ！

糖質制限食では、お酒だって楽しむことができます。低糖質なおつまみといっしょにいただく「ちょっと一杯」のひとときを山田先生も気軽に楽しんでいます。

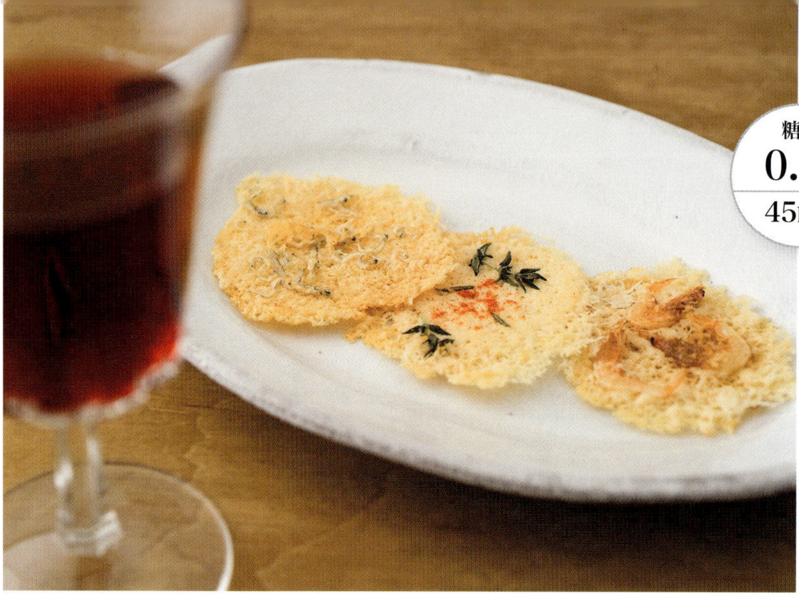

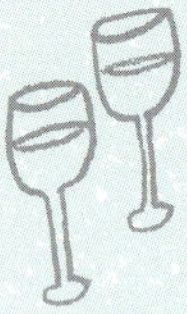

糖質 0.1g
45kcal

チーズのチュイル with 赤ワイン

フランス語で「瓦」を意味するチュイル
おつまみ仕立てにチーズを焼いて
ワインとよく合うこうばしい逸品に

材料（3枚分）

すりおろしたパルメザンチーズ
（粉チーズでも代用可）…大さじ1½（9g）

タイム
ローズマリー
パプリカ粉
ちりめんじゃこ
桜えび
…などお好みで

作り方

1. フライパンを弱火で熱し、3分の1量のチーズを丸くのせる。同様にして計3枚作る。好みのトッピングをのせ、チーズがふつふつとして少し色がついたら火を止める。
2. 冷えてかたまったら、フライ返しでフライパンからはがし、器に盛りつける。

※写真のトッピングは、左からちりめんじゃこ、タイム&パプリカ（粉）、桜えび

ほかにも相性のよい**お酒**　白ワイン、糖質ゼロ発泡酒

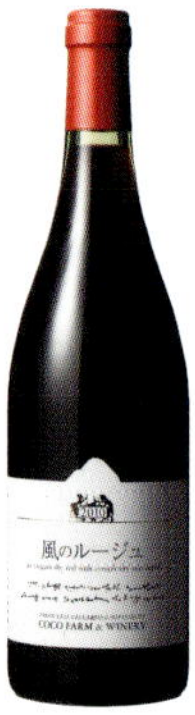

おすすめ！　山田家御用達

ココ・ファームのワイン

ワインは醸造酒の一種ですが、糖質量が少なく健康効果も高いため、おすすめしているお酒のひとつ。なかでも、ココ・ファームのワインの裏ラベルのQRコードには残糖率（残っている糖質の割合）が明記されています。飲んだ分量に残糖率をかければ、糖質量を知ることができ、糖質制限生活を送るうえで便利です。

問 ココ・ファーム・ワイナリー
☎ 0284-42-1194
http://www.cocowineshop.com/

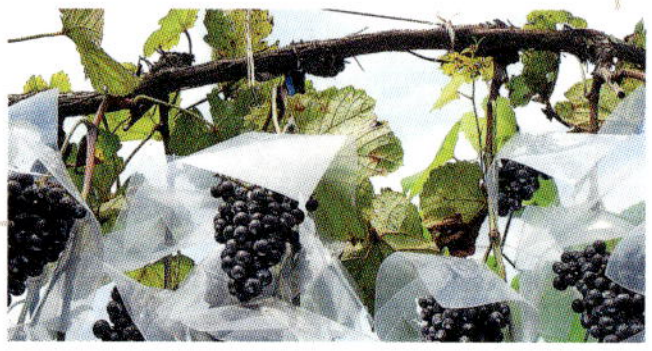

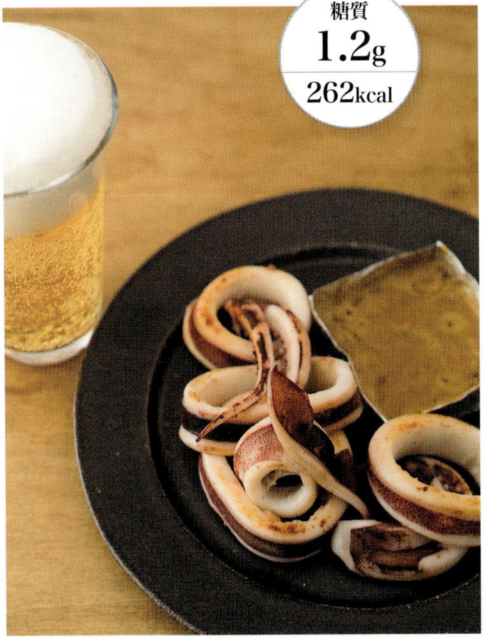

2〜3人分

糖質
1.2g
262kcal

いか焼きのきもソース添え with 糖質ゼロ発泡酒

低糖質のマヨネーズを加えてコクをアップ
いかはさっと火を通す程度に

材料（2〜3人分）

するめいか（刺身用）…1杯（250g）
塩・こしょう……各少々
マヨネーズ…大さじ1（12g）
しょうゆ…小さじ1/2（3g）

作り方

1 いかは胴体と足に分け、足からきもを取り分ける。胴体はよく洗って1.5cm幅に切り、足は3等分にして塩、こしょうをふる。

2 ボウルにいかのきもとマヨネーズ、しょうゆを入れて混ぜる。

3 フライパンに 1 をのせてさっと両面焼き、フライパンの端でアルミホイルに包んだ 2 も焼く。

4 器に 3 を盛りつけ、いかの身をきもソースにつけて食べる。

ほかにも相性のよい**お酒**
焼酎、ハイボール、白ワイン

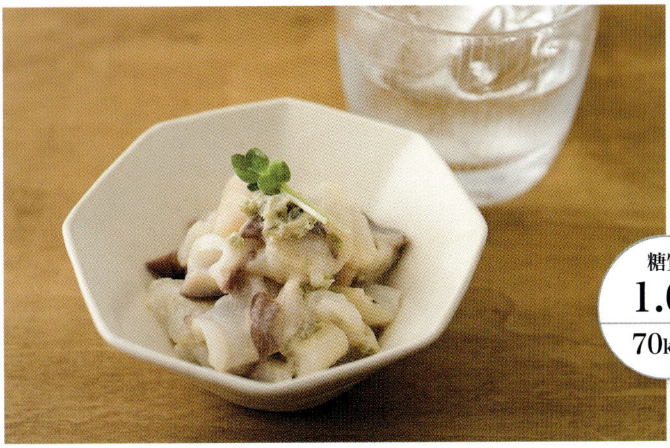

糖質
1.6g
70kcal

たこわさ with 焼酎

市販のわさび漬けを使った居酒屋風のスピードおつまみ

材料（1人分）

生たこ（ゆでだこでも代用可）…80g
わさび漬け…小さじ1
しょうゆ…数滴
かいわれ大根…適宜

作り方

1 たこはひと口大に切る。

2 ボウルに 1 とわさび漬け、しょうゆを入れてあえる。

3 器に 2 を盛りつけ、かいわれ大根をのせる。

ほかにも相性のよい**お酒**　糖質ゼロ発泡酒

山田家のレシピ

「Dr.山田流」なら甘いものだってOK！
血糖値を上げにくいスイーツ

甘いものを楽しめたら、やっぱりうれしい！　砂糖の代わりに低糖質甘味料と食材で作れればそれも可能に。「甘さをキープしながら、量もさみしくない」糖質量10ｇ以下のスイーツをご紹介。

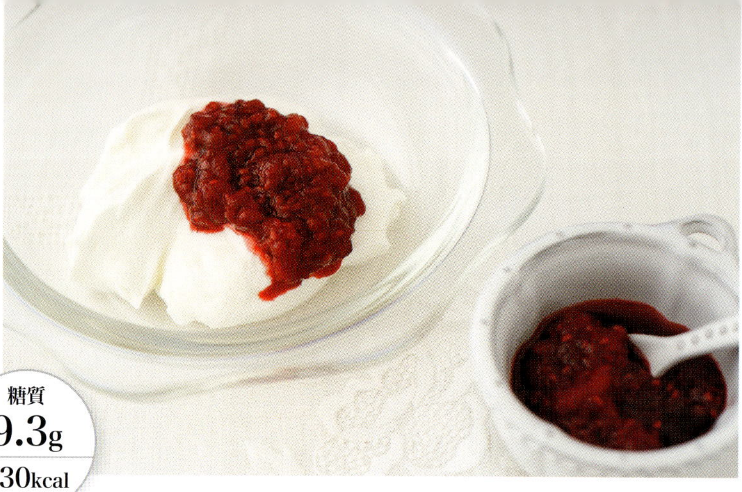

糖質
9.3g
230kcal

ヨーグルトの濃厚ムース
フランボワーズジャムがけ

いちごよりグンと低糖質なフランボワーズ
冷凍のものを使ってジャムに
スイーツやトーストに年中楽しめます

材料（1人分）

プレーンヨーグルト（無糖）…150g
生クリーム…30g
低糖質甘味料…小さじ$1\frac{1}{4}$
◎フランボワーズジャム…大さじ1（18g）

作り方

1 ヨーグルトはガーゼを置いたざるの上にのせ、ひと晩水を切っておく。

2 ボウルに 1 と生クリーム、低糖質甘味料を入れてよく混ぜ、器に盛りつけ、フランボワーズジャムをかける。

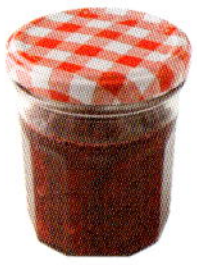

フランボワーズジャム

材料（90mℓ瓶1本分）

フランボワーズ（冷凍）…150g
レモン汁…小さじ$\frac{1}{3}$
低糖質甘味料…大さじ1強

作り方

1 小鍋にフランボワーズと低糖質甘味料を入れて混ぜ、水分が出るまで少し置く。

2 1 を弱火にかけ、とろみが出てきたらレモン汁を加え、火を止める。

3 小瓶に 2 を入れ、粗熱がとれたら冷蔵庫で冷やす。

スイーツに使える低糖質食材　**ヨーグルト**

プレーンヨーグルト（無糖）の糖質量は4.9g（100gあたり）。水切りすれば、まったりとしたリッチな食感に。

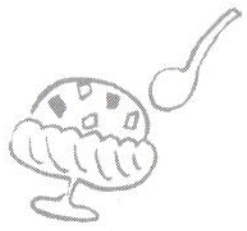

用途に応じてチョイス！

低糖質甘味料の便利な使い分け

スイーツを作るときの低糖質甘味料、山田先生のご自宅では液体タイプのものを使うこともあります。溶けやすく、混ぜ合わせるのがラク。あとから甘みを足したい場合にも手軽で便利です。

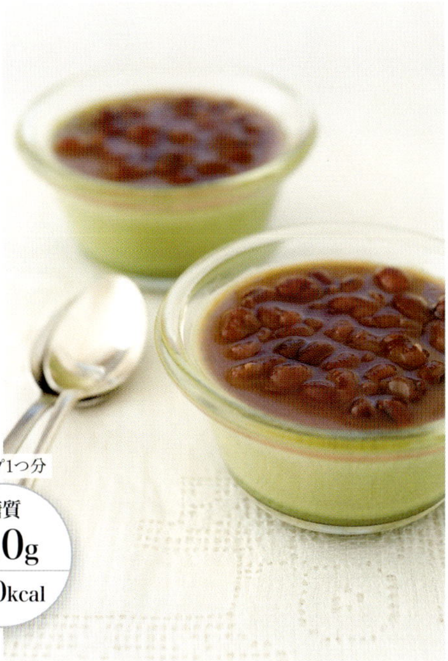

カップ1つ分

糖質
7.0g
240kcal

抹茶プリン つぶあんのせ

生クリームのコクたっぷりであとひく味
つぶあんは水でのばして糖質オフ

材料（90 ～ 100mℓカップ２つ分）

卵黄…2個分（30g）　牛乳…1/2カップ（100mℓ）
生クリーム…60g　抹茶…2g　低糖質甘味料…小さじ2
つぶあん（市販品）…小さじ2　水…小さじ2（10mℓ）

作り方

1 オーブンを150度に温めておく。

2 ボウルに卵黄と低糖質甘味料を入れて泡立て器で混ぜ、抹茶を茶こしなどでふるい入れながらさらによく混ぜる。

3 小鍋に牛乳と生クリームを入れて温め、沸騰する直前に火を止めて、2に注ぐ。

4 3をざるでこし、容器に注いでアルミホイルでふたをする。湯を張った天板にのせ、オーブンで20～30分蒸し焼きにする。

5 粗熱がとれたら、冷蔵庫で冷やす。

6 5に水でのばしたつぶあんをかける。

スイーツに使える低糖質食材　**生クリーム**

糖質量は3.2g（乳脂肪35％の場合／100gあたり）。低糖質甘味料を使用すれば、甘いホイップクリームも作れる。

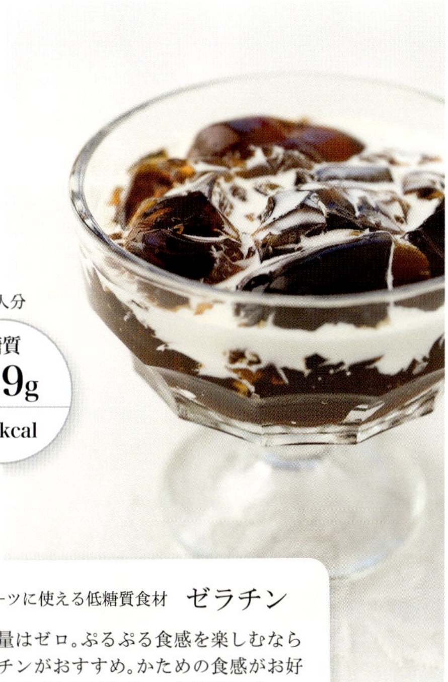

1人分

糖質
0.9g
38kcal

クラッシュコーヒーゼリー

「甘さしっかりでも糖質カット」は
手作りならでは

材料（作りやすい分量）

インスタントコーヒー…小さじ2　水…2カップ（400mℓ）
低糖質甘味料…小さじ2　ゼラチン（粉）…1袋（5g）
生クリーム…大さじ1/2（7.5g）

作り方

1 小鍋に水を入れて火にかけ、沸騰したらすぐに火を止め、インスタントコーヒーと低糖質甘味料を入れて混ぜる。さらにゼラチンを入れてよく混ぜる。

2 バットなどに1を流し込み、粗熱がとれたら冷蔵庫で冷やす。

3 器に2の120gを軽くくずしながら盛りつけ、生クリームをかける。

スイーツに使える低糖質食材　**ゼラチン**

糖質量はゼロ。ぷるぷる食感を楽しむならゼラチンがおすすめ。かための食感がお好みの方は、寒天を利用しても糖質はゼロ。

食材の糖質量リスト 《北里研究所病院データ》

「Dr.山田流 糖質制限食」を実践するのにお役立ち！
よく使う食材に含まれる糖質量を一覧にしました。

※加工品については特定の商品に表示している数値を記載しているものもあります。
メーカーによって糖質量が大きく異なることがありますので、
実際にご利用になる商品の栄養成分表示をご確認いただくことをおすすめします。

食品名	常用量(g)	目安	常用量中の糖質量(g)	100g中の糖質量(g)	備考欄
◉穀類					
玄米(炊)	150	1膳	51.3	34.2	
玄米(粥)	300	1膳	43.8	14.6	
精白米(炊)	150	1膳	55.2	36.8	70g(糖質量:25.8g)
精白米(粥)	300	1膳	46.8	15.6	
はいが精米(炊)	150	1膳	53.4	35.6	
もち	50	1個	24.8	49.5	
クロワッサン	30	1個	12.6	42.1	
食パン	60	1枚	26.6	44.4	
フランスパン	30	1切れ	16.4	54.8	
ライ麦パン	60	1枚	28.3	47.1	
ロールパン	40	1個	18.6	46.6	
うどん(乾)	100	1束	69.5	69.5	ゆでて260g(糖質量:65.3g)
うどん(生)	150	1玉	83.4	55.6	
スパゲティ(乾)	100		69.5	69.5	ゆでて240g(糖質量:64.6g)
そうめん(乾)	100	1束	70.2	70.2	ゆでて270g(糖質量:67.2g)
そば(生)	120	1玉	62.0	51.7	ゆでて230g(糖質量:55.2g)
中華麺(生)	120	1玉	64.3	53.6	ゆでて230g(糖質量:64.2g)
ビーフン	70		55.3	79.0	
オートミール	30		17.9	59.7	
ぎょうざの皮	5	1枚	2.7	54.8	
小麦粉(薄力粉)	9	大さじ1	6.6	73.4	小さじ1=3g／1カップ=110g
小麦粉(中力粉)	9	大さじ1	6.5	72.0	小さじ1=3g／1カップ=110g
小麦粉(強力粉)	9	大さじ1	6.2	68.9	小さじ1=3g／1カップ=110g
小麦はいが	8	大さじ1	2.7	34.0	小さじ1=3g
コーンフレーク	40		32.5	81.2	
しゅうまいの皮	3	1枚	1.7	56.7	
上新粉	9	大さじ1	7.0	77.9	小さじ1=3g／1カップ=130g
白玉粉	9	大さじ1	7.2	79.5	小さじ1=3g／1カップ=110g
そば粉	120	1カップ	78.4	65.3	
パン粉(生)	40	1カップ	17.8	44.6	大さじ1=3g／小さじ1=1g
パン粉(乾)	40	1カップ	23.8	59.4	大さじ1=3g／小さじ1=1g
生ふ	24	1/10本	6.2	25.7	
焼きふ(車ふ)	5	1個	2.6	51.6	
ライ麦(ライ麦粉)	110	1カップ	69.2	62.9	
◉いも・でんぷん類					
片栗粉	9	大さじ1	7.3	81.6	小さじ1=3g
くずきり(乾)	20		17.4	86.8	
こんにゃく	50		0.2	0.3	
さつまいも	100	1/2本	29.2	29.2	
さといも	50	中1個	5.4	10.8	
じゃがいも	80	中1個	13.0	16.3	
しらたき	50		0.1	0.1	
ながいも	60		7.7	12.9	
春雨	10		8.3	83.1	
やまといも	60		14.8	24.6	
緑豆春雨	10		8.1	80.9	

食品名	常用量(g)	目安	常用量中の糖質量(g)	100g中の糖質量(g)	備考欄
◉豆·大豆製品					
あずき(つぶあん)	20		9.7	48.3	
あずき(全粒、乾)	12	大さじ1	4.9	40.9	
油揚げ	30	1枚	0.4	1.4	
いんげんまめ(全粒、乾)	12	大さじ1	4.6	38.5	
えんどう(全粒、乾)	15	大さじ1	6.5	43.0	
おから	50		1.2	2.3	
がんもどき	50	小2個	0.1	0.2	
きな粉(全粒大豆)	7	大さじ1	1.0	14.1	小さじ1=2g／1カップ=90g
凍り豆腐	20		0.8	3.9	
そらまめ(全粒、乾)	22	10粒	10.3	46.6	
大豆(全粒／国産、乾)	20		2.2	11.1	
豆乳(調整豆乳)	200	コップ1杯	9.0	4.5	
絹ごし豆腐	150	½丁	2.6	1.7	
木綿豆腐	150	½丁	1.8	1.2	
納豆(糸引き)	40	1パック	2.2	5.4	
納豆(挽きわり)	40	1パック	1.8	4.6	
生揚げ	100	½枚	0.2	0.2	
ひよこまめ(全粒、乾)	15	大さじ1	6.8	45.2	
湯葉(生)	30	1枚	1.0	3.3	
りょくとう(全粒、乾)	15	大さじ1	6.7	44.5	
レンズまめ(全粒、乾)	15	大さじ1	6.6	44.2	
◉野菜					
あさつき	30	1束	0.7	2.3	
あしたば	50		0.6	1.1	
グリーンアスパラガス	30	1本	0.6	2.1	
エシャロット	17	1本	1.1	6.4	
えだまめ(ゆで)	40	20さや	1.7	4.3	
大葉	1	1枚	0.0	0.2	
オクラ	30	3本	0.5	1.6	
かいわれ大根	50	1パック	0.7	1.4	
かぶ(根·皮つき)	100	中1個	3.1	3.1	
西洋かぼちゃ	60		10.3	17.1	
カリフラワー(茎·葉つき)	50		1.2	2.3	
かんぴょう(乾)	3	50cm	1.1	37.8	
キャベツ	50	1枚	1.7	3.4	
レッドキャベツ	50		2.0	3.9	
きゅうり	100	½本	1.9	1.9	
京菜	60		1.1	1.8	
グリーンピース(ゆで)	50		5.0	9.9	
クレソン	10	2本	0.0	0.0	
ごぼう	50	¼本	4.9	9.7	
小松菜	50	1株	0.3	0.5	
さやいんげん	50		1.4	2.7	
さやえんどう	10	3さや	0.5	4.5	
サラダ菜	20	1枚	0.1	0.4	
ししとうがらし	15	3本	0.3	2.1	
春菊	30	1株	0.2	0.7	
じゅんさい水煮(瓶詰め)	100	小1瓶	0.0	0.0	
しょうが	15	1かけ	0.7	4.5	
葉しょうが	15	2本	0.1	0.5	
ズッキーニ	100	½本	1.5	1.5	
スナップえんどう	40	10さや	3.0	7.4	
せり	10	1株	0.1	0.8	
セロリ	10	スティック1本	0.2	1.7	
ぜんまい	150	10本	4.2	2.8	
そらまめ(ゆで)	20	5粒	2.6	12.9	
だいこん根皮つき	100		2.7	2.7	
だいこん葉	50		0.7	1.3	

食品名	常用量(g)	目安	常用量中の糖質量(g)	100g中の糖質量(g)	備考欄
切干しだいこん	10		4.7	46.8	
たけのこ(ゆで)	50		1.1	2.2	
玉ねぎ	50	¼個	3.6	7.2	
赤玉ねぎ	50	⅓個	3.7	7.3	
チコリー	100	1個	2.8	2.8	
チンゲン菜	50	½株	0.4	0.8	
つるむらさき	100	½束	0.4	0.4	
とうがらし(乾)	0.5	1本	0.1	12.0	
とうがらし(生)	3	1本	0.2	6.0	
とうがん	100		2.5	2.5	
豆苗	50	½袋	0.6	1.2	
とうもろこし(ゆで)	110	½本	17.1	15.5	
ヤングコーン	10	1本	0.3	3.3	
トマト	70	½個	2.6	3.7	
トマト缶詰(ホール)	250	1缶	7.8	3.1	
トレビス	50		1.0	1.9	
なす	70		2.0	2.9	
にがうり	60		0.8	1.3	
にら	50	½束	0.7	1.3	
黄にら	60	1束	0.8	1.3	
にんじん	50	¼本	3.2	6.4	
きんときにんじん	50	¼本	2.9	5.7	
ミニキャロット	15	1本	0.7	4.8	
にんにく	10	1片	2.1	20.6	
根深ねぎ(長ねぎ)	50		2.5	5.0	
葉ねぎ	20	1本	0.8	4.1	
こねぎ	30	10本	0.9	2.9	
白菜	50	1枚	1.0	1.9	
バジル	25	1パック	0.0	0.0	1本=7g
パセリ	3		0.0	1.4	
はつか大根	15	1個	0.3	1.9	
青ピーマン	30	1個	0.8	2.8	
黄ピーマン	60	½個	3.2	5.3	
赤ピーマン	60	½個	3.4	5.6	
ふき	100	1本	1.7	1.7	
プチトマト	30	3個	1.7	5.8	
ブロッコリー	50		0.4	0.8	
ほうれん草	70	小鉢	0.2	0.3	
切りみつば	10	10本	0.2	1.5	
根みつば	20	1株	0.2	1.2	
みょうが	20	1個	0.1	0.5	
芽キャベツ	15	1個	0.7	4.4	
もやし	40		0.5	1.3	
だいずもやし	40		0.0	0.0	
レタス	40	1枚	0.7	1.7	
サニーレタス	10	1枚	0.1	1.2	
リーフレタス	20	1枚	0.3	1.4	
れんこん	50		6.8	13.5	
ロケットサラダ(ルッコラ)	50	1パック	0.3	0.5	
わけぎ	50		2.3	4.6	
わさび	15	大さじ1	2.1	14.0	1本=50g
◉きのこ類					
えのきたけ	50	½袋	1.9	3.7	
エリンギ	50	½パック	1.6	3.1	
しいたけ	30	2個	0.4	1.4	
なめこ	50	½パック	1.0	1.9	
ぶなしめじ	50	½パック	0.7	1.3	
まいたけ	50	½パック	0.0	0.0	
マッシュルーム	30	2個	0.0	0.0	

食品名	常用量(g)	目安	常用量中の糖質量(g)	100g中の糖質量(g)	備考欄
◉果実類					
アボカド	50	½個	0.5	0.9	
いちご	40	5個	2.8	7.1	
いちじく	120	2個	14.9	12.4	
いよかん	200	1個	21.4	10.7	
梅(生)	30	1個	1.6	5.4	
温州みかん	150	2個	16.8	11.2	
ネーブルオレンジ	180	1個	19.4	10.8	
柿(生)	75	½個	10.7	14.3	
柿(干し)	40	1個	22.9	57.3	
かぼす(果汁)	15	大さじ1	1.3	8.4	小さじ1=5g
キウイフルーツ	100	1個	11.0	11.0	
きんかん	90	5個	11.6	12.9	
グレープフルーツ	150	½個	13.5	9.0	
ココナッツミルク	15	大さじ1	0.4	2.6	小さじ1=5g
さくらんぼ(国産)	50	10粒	7.0	14.0	
すいか	300	1/16個	27.6	9.2	
すだち(果汁)	15	大さじ1	1.0	6.5	小さじ1=5g
日本なし	130	½個	13.5	10.4	
西洋なし	100	½個	12.5	12.5	
夏みかん	200	1個	17.6	8.8	
パイナップル	200		23.8	11.9	
はっさく	200	1個	20.0	10.0	
バナナ	80	1本	17.1	21.4	
パパイア	200	½個	14.6	7.3	
びわ	60	2個	5.4	9.0	
ぶどう(生)	100	巨峰10粒	15.2	15.2	
ぶどう(干し)	6	10粒	4.6	76.6	
ブルーベリー	20	20粒	1.9	9.6	
プルーン(乾)	50	5個	27.6	55.2	
ぽんかん	150	1個	13.4	8.9	
マンゴー	150	½個	23.4	15.6	
メロン	150	⅛個	14.7	9.8	
もも	200	1個	17.8	8.9	
ゆず(果汁)	15	大さじ1	1.0	6.6	小さじ1=5g
ライチー	75	5個	11.6	15.5	
ラズベリー	20	10粒	1.1	5.5	
りんご	150	½個	19.7	13.1	
レモン(全果)	120	1個	9.1	7.6	
レモン(果汁)	15	大さじ1	1.3	8.6	小さじ1=5g
◉種実類					
アーモンド(乾)	10	10粒	0.9	9.3	
カシューナッツ(フライ、味つけ)	15	10粒	3.0	20.0	
かぼちゃの種(いり、味つけ)	4	10粒	0.2	4.7	
ぎんなん(生)	10	5粒	3.7	36.7	
日本くり(生)	20	1粒	6.5	32.7	甘露煮1粒(糖質量:8.1g)
中国くり(甘ぐり)	5	1粒	2.0	40.0	
くるみ(いり)	20	3個	0.8	4.2	
ごま(乾)	3	小さじ1	0.2	7.6	
ごま(いり)	3	小さじ1	0.2	5.9	
ピスタチオ(いり)	5	10粒	0.6	11.7	
ピュアココア	6	大さじ1	1.1	18.5	小さじ1=2g
ヘーゼルナッツ(フライ、味つけ)	15	10粒	1.0	6.5	
マカダミアナッツ(いり、味つけ)	10	5粒	0.6	6.0	
松の実(いり)	2	10粒	0.0	1.2	
らっかせい(いり)	10	5さや	1.2	12.4	
◉乳類					
牛乳	200	コップ1杯	9.6	4.8	
低脂肪牛乳	200	コップ1杯	11.0	5.5	

食品名	常用量(g)	目安	常用量中の糖質量(g)	100g中の糖質量(g)	備考欄
脱脂粉乳	6	大さじ1	3.2	53.3	小さじ1=2g
練乳(加糖)	7	小さじ1	3.9	56.3	大さじ1=21g
クリーム(乳脂肪)	100	½カップ	3.1	3.1	大さじ1=15g／小さじ1=5g
コーヒーホワイトナー(粉)	6	大さじ1	3.2	53.1	
コーヒーホワイトナー(液)	5	1個	0.1	1.8	
カッテージチーズ	20		0.4	1.9	
カマンベールチーズ	20		0.2	0.9	
クリームチーズ	20		0.5	2.3	
パルメザンチーズ	5	大さじ1	0.1	1.9	
バター	10		0.0	0.2	
ヨーグルト(全脂無糖)	120	1パック	5.9	4.9	
◉肉類					
牛かた	100		2.5	0.1	
牛サーロイン	100		0.4	0.4	
牛ヒレ	100		0.6	0.6	
牛レバー	100		3.7	3.7	
鶏肉類	100		2.5	2.5	
豚バラ	100		0.0	0	
豚ヒレ	100		0.5	0.5	
豚レバー	100		2.5	2.5	
豚ロース	100		0.3	0.3	
ウインナー	20	1本	0.6	3	
コンビーフ	50	½缶	0.9	1.7	
サラミソーセージ	20	うす切り5枚	0.4	2.1	
ビーフジャーキー	10		0.6	6.4	
フランクフルト	150	1本	9.3	6.2	
ベーコン	20	1枚	0.1	0.3	
焼き豚	50	3枚	2.6	5.1	
ロースハム	20	1枚	0.3	1.3	
◉卵類					
卵	60	1個	0.2	0.3	
うずら卵	10		0.0	0.3	
◉魚介類					
魚類全般			0.1〜0.6		
するめいか	100	1杯	0.2	0.2	
車えび	40	1尾	0.0	0.0	
桜えび(ゆで)	10	大さじ1	0.0	0	
たこ(ゆで)	50		0.1	0.1	
あかがい(むき身)	25		0.9	3.5	
あさり(殻つき)	90		0.4	0.4	
あわび(殻つき)	250	1個	10.0	4.0	
かき(殻つき)	60	1個	2.8	4.7	
さざえ(殻つき)	200	1個	1.6	0.8	
しじみ(殻つき)	30	10個	1.3	4.3	
はまぐり(殻つき)	100		1.8	1.8	
ほたて貝(殻つき)	220	1個	3.3	1.5	
ほたて貝柱(生)	25	1個	1.2	4.9	
かまぼこ	20	1cm	1.9	9.7	
ちくわ	25	小1本	3.4	13.5	
はんぺん	25	¼枚	2.9	11.4	
さつま揚げ	25	小½個	3.5	13.9	
さば(水煮缶詰)	95	½缶(1缶190g)	0.2	0.2	
◉海藻類					
寒天	7	1本	0.1	1.5	
刻み昆布	3		1.7	55.7	
ところてん	100		0.6	0.6	
焼きのり	2	1枚	0.9	44.3	
味つけのり	2	1袋	0.8	41.8	
ひじき(乾)	10		5.6	56.2	

食品名	常用量(g)	目安	常用量中の糖質量(g)	100g中の糖質量(g)	備考欄
もずく	50		0.7	1.4	
わかめ(生)	20		1.1	5.6	
◉調味料類					
オイスターソース(かき油)	18	大さじ1	3.3	18.1	小さじ1=6g
からし(練)	2	小さじ1	0.8	40.1	
カレー粉	2	小さじ1	0.5	26.4	
こしょう(黒)	2	小さじ1	1.3	66.6	
こしょう(白)	2	小さじ1	1.4	70.1	
コンソメ(固形)	5	1個	2.1	41.8	
酒かす	50	10cm角1枚	9.3	18.6	
さんしょう(粉)	2	小さじ1	1.4	69.6	
自然塩	5	小さじ1	0.0	0.0	大さじ1=15g
シナモン(粉)	2	小さじ1	1.6	79.6	大さじ1=6g
薄口しょうゆ	18	大さじ1	1.4	7.8	小さじ1=6g
濃口しょうゆ	18	大さじ1	1.8	10.1	小さじ1=6g
たまりしょうゆ	18	大さじ1	2.9	15.9	小さじ1=6g
白だし	6	小さじ1	0.5	7.5	大さじ1=18g
穀物酢	15	大さじ1	0.4	2.4	小さじ1=5g
米酢	15	大さじ1	1.1	7.4	小さじ1=5g
果実酢(ぶどう酢)	15	大さじ1	0.2	1.2	小さじ1=5g
ウスターソース	18	大さじ1	4.7	26.3	小さじ1=6g
中濃ソース	18	大さじ1	5.4	29.8	小さじ1=6g
濃厚ソース	18	大さじ1	5.4	29.9	小さじ1=6g
とうがらし(粉)	2	小さじ1	1.3	66.8	
豆板醤	6	小さじ1	0.2	3.6	
トマトケチャップ	15	大さじ1	3.8	25.6	小さじ1=5g
トマトピューレ	15	大さじ1	1.2	8.1	小さじ1=5g
トマトペースト	15	大さじ1	2.6	17.3	小さじ1=5g
ドレッシング(ノンオイル和風)	15	大さじ1	2.4	15.9	
ドレッシング(フレンチ)	15	大さじ1	0.9	5.9	
ナンプラー	6	小さじ1	0.1	1.1	
ポン酢しょうゆ	15	大さじ1	2.0	13.3	小さじ1=5g
マスタード(粒)	5	小さじ1	0.6	12.7	
マスタード(練り)	6	小さじ1	0.8	13.1	
マヨネーズ	12	大さじ1	0.5	4.5	
米みそ(赤色辛みそ)	18	大さじ1	3.1	17.0	
米みそ(甘みそ)	18	大さじ1	5.8	32.3	
米みそ(淡色辛みそ)	18	大さじ1	3.1	17.0	
麦みそ	18	大さじ1	4.3	23.7	
豆みそ	18	大さじ1	1.4	8.0	
みりん	18	大さじ1	9.0	50.0	
みりん風調味料	19	大さじ1	10.4	54.9	
めんつゆ(3倍濃縮)	6	小さじ1	1.0	16.6	
ラー油	4	小さじ1	0.0	0.0	
◉アルコール類					
ウイスキー	30		0.0	0.0	
ウオッカ	30		0.0	0.0	
梅酒	50	1杯	10.4	20.7	
紹興酒	50	1杯	2.6	5.1	
焼酎	180	1合	0.0	0.0	
ジン	30		0.0	0.1	
日本酒	180	1合	8.1	4.5	
発泡酒	350	1缶	12.6	3.6	
ビール	350	1缶	10.9	3.1	
ぶどう酒(赤)	100	グラス1杯	1.5	1.5	
ぶどう酒(白)	100	グラス1杯	2.0	2.0	
ぶどう酒(ロゼ)	100	グラス1杯	4.0	4.0	
ブランデー	30		0.0	0.0	
ラム	30		0.0	0.1	

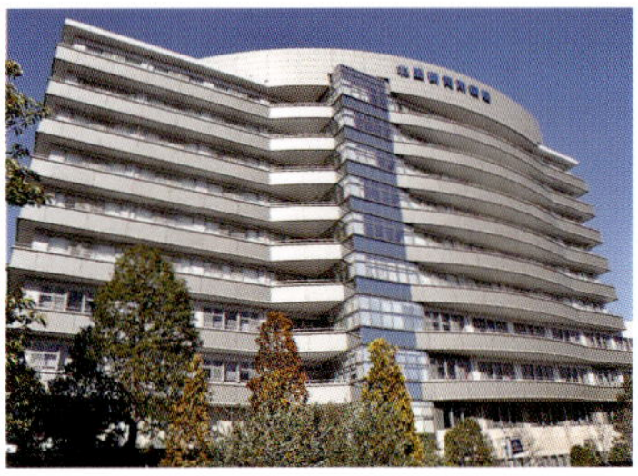

学校法人北里研究所
北里大学 北里研究所病院

病床数329床、外来患者数１日およそ1000人の大学病院。設立は明治26年（1893年）に北里柴三郎博士によって開設された、日本初の結核専門病院「土筆ヶ岡養生園」にまでさかのぼります。昭和48年（1973年）に総合病院へ転身。「心ある医療」（患者様中心の全人的医療）の実践を不変の病院理念と掲げています。本書は栄養科が中心となり、実践しやすい糖質制限食の入門レシピ集として考案されたものです。
〒108-8642 東京都港区白金5-9-1
http://www.kitasato-u.ac.jp/hokken-hp/

●レシピ考案協力
山田サラ

●栄養指導・栄養価計算
内田淳一（北里研究所病院 診療技術部 栄養科）

●ブックデザイン
シモサコグラフィック

●撮影
岡本真直（カバー, p4, p13, p19〜20, p26〜27, p30〜89）
ナカムラユウコ（p2, p5, p10, p20〜24, p28, p94〜105）
清瀬智行（p4）

●フードコーディネート
ぬまたあづみ

●スタイリング
鈴木亜希子

●スタイリング協力
UTUWAYA

●イラスト
吉野淳子

●校閲
ケイズオフィス

●制作
レクスプレス（秋山久仁雄　中村　彩）

●執筆協力
豊田恵子

●編集
谷　知子

北里研究所病院
Dr. 山田流「糖質制限」料理教室

著　者　山田　悟
編集人　新井　晋
発行人　倉次辰男
発行所　株式会社主婦と生活社
〒 104-8357 東京都中央区京橋 3-5-7
編集部 ☎ 03-3563-5058
販売部 ☎ 03-3563-5121
生産部 ☎ 03-3563-5125
印刷所　大日本印刷株式会社
製本所　大日本印刷株式会社

Ⓡ本書を無断で複写複製（電子化を含む）することは、著作権法上の例外を除き、禁じられています。本書をコピーされる場合は、事前に日本複製権センター（JRRC）の許諾を受けてください。また、本書を代行業者等の第三者に依頼してスキャンやデジタル化することは、たとえ個人や家庭内の利用であっても一切認められておりません。
JRRC：http://www.jrrc.or.jp
e メール：jrrc_info@jrrc.or.jp
電話：03-3401-2382

※落丁、乱丁その他の不良本がありました場合は、お買いもとめの書店か小社生産部までお申し出ください。お取り替えいたします。

※本書の情報は、2019 年 10 月時点のものです。
ISBN978-4-391-14363-8

©SATORU YAMADA　2013　Printed in Japan　G